臨床実践と看護理論をつなぐ指導

現場で使える「実践型看護過程」のススメ

阿部幸恵・著

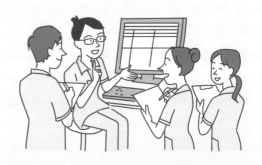

日本看護協会出版会

はじめに

　2019年末に確認された新型コロナウイルス感染症（COVID-19）は、まるでドミノ倒しのように世界中に広まり、パンデミックとなりました。多くの国で都市封鎖、医療の逼迫、経済界への打撃が続き、世界が大きく変わり、さまざまな分野で新たな思考・行動パターンを模索していかなければならない事態となっています。

　看護も同様です。特に看護の基礎教育に関しては、学ぶ場が学校から自宅へと変化し、教員や仲間とのかかわりも間接的なものとなっています。教員たちは、オンラインで講義を提供し、演習や実習についてはシミュレーション教育を導入するなど模索しながら進めている状況です。臨床での指導はどうでしょうか。逼迫する医療現場では、人を育てることを考える余裕はないでしょう。目の前のクライエントに必要なタスクをこなすことができる人材を適材適所に配置して、この状況を何とか乗り切らなければならないからです。

　このように臨床現場が危機的な状況に陥った際には、「教えること」に割く時間もマンパワーもなくなってしまいます。人の育ちを待つ時間もなく、ただ「即戦力」が求められます。

　これらのことは、2020年12月22日に行われた日本看護協会の記者会見で報告された調査概要1)からも明らかです。調査は、協会が2020年9月に全国の8,257病院の看護部長や、12,031介護保険施設の看護管理者等を対象に行ったものです。

　病院看護管理者からの調査結果（有効回収率33.5％）では、8割近くの病院が病棟再編成や配置転換を行い、人手を確保しています。また、実際にCOVID-19患者を受け入れた病院の46.0％が看護配置を変更しています。今後の潜在看護師の採用意向については半々であり、潜在看護師の知識や技術が不確かな状況では、院内での人手確保が優先される現状がうかがえます。さらに、労働環境の変化や感染リスク等を理由にした離職があった病院は、全体では15.4％、感染症指定医療機関等では21.3％でした。個人を対象とした調査で

は、看護職員に対する差別や偏見があることも示されています。

この記者会見で、福井トシ子会長は、現場の看護職員の疲労が心身ともにピークに達し、さらなる支援が必要だと伝えています。これは、2020年9月時点での調査結果です。事態はさらに悪化しているでしょう。

コロナ禍における看護の現場は、私たちが今まで経験したことのない未曽有のパンデミックとの闘いの中にあります。その現場で必要とされる「即戦力」は、日頃の教育や指導の結果であり、それぞれの専門職者が積み上げた経験と、継続してきた研鑽の結果です。今、私たちのこれまでの教育や指導、そして、専門職者としての誇りや研鑽が試されているのです。

afterコロナが訪れても、パンデミックや災害はいつ起こるかわかりません。だからこそ、このコロナ禍から得た教訓を明らかにし、それに基づいて備えなければならないのです。どのように人材を育てていくのか、そして、看護職者それぞれが専門職者としての力をどのように伸ばしていくのかを。

どのような状況におかれても、専門職者としての知識・行動をチームの中で発揮できる人材を育てることこそ、これからの「看護」と「看護学」にとってきわめて重要であることを本書で伝えたい。本書は単に指導の方法を示すだけのものではありません。すべての看護職者に、「看護」に意味を見出し、誇りをもってもらいたいという行間に込めた筆者の祈りを感じ取ってもらえることを期待しています。

イギリスの登山家ジョージ・マロリーの言葉に「なぜ、山に登るのか。そこに、山があるからだ」というものがあります。これは、もし、誰も登頂したことのないエベレストがそこにあるならば、登山家として登りたいと思うことは当然だということです。

看護の専門家であるわれわれが、どのような状況であっても過酷な医療の現場に向かうのは、そこに、看護を必要としている人がいるからなのです。そのために必要な知識や技術を日頃から備えておく方法を、そして、afterコロナの時代に向けた教育や指導を、いま再建する必要があるのです。

　本書第1章では、「『看護学概論』に立ち返る」として、現在、基礎教育で扱っている「看護学概論」を概観します。看護の役割、そして、それを果たすために看護職者が備えておくべきプロフェッショナリズムとは何かを考えていきます。

　第2章「臨地の指導者に求められる5つの力」では、これからの指導者に求められる5つの力について解説します。

　第3章「看護実践力を伸ばす指導例」では、専門職者としてプロフェッショナリズムを高められるような指導の具体例を示していきます。

　本書では、ナイチンゲールをはじめとする理論家たちの名言を随所で紹介しています。それは、指導に関する知識や方法を学ぶだけでなく、それぞれの名言に触れて、ひとりの看護職者として、皆さんに看護独自の専門性と素晴らしさを再確認してもらいたいからです。「やはり、看護は素晴らしい！」という思いが、新人や学生への指導のエネルギーになるからです。また、生涯プロフェッショナルを目指して成長される皆さんの励みになると思うからです。本書を手に取っていただいた方々に、そのような私の思いが伝わることを願っています。

2021年7月　阿部幸恵

※文献
1）日本看護協会「看護職員の新型コロナウイルス感染症対応に関する実態調査」結果概要〈https://www.nurse.or.jp/nursing/practice/covid_19/press/pdf/press_conference1222/01.pdf〉（2021.7.1 確認）

目 次

第2章　臨地の指導者に求められる5つの力　　51

第3章　看護実践力を伸ばす指導例　　　*95*

第 1 章

「看護学概論」に立ち返る

1 看護とは何かを考えてみる

1) 受け持ち患者に行ったケアを振り返る

皆さん、今から一番近い勤務日の業務内容を思い出してみてください。勤務に入ってから終わるまでに、どのようなことを行いましたか？

ある看護師の一日は、右の**イラスト**のようだったかもしれません。本日の受け持ちの状態、治療、検査、リハビリテーションの予定など、把握しておかなければならないことはたくさんあります。そして、勤務の始まりから終わりまで、実にさまざまなことを複数の患者に行わなければいけません。

このように多忙な看護師に、「本日行った看護」について考えてほしいというのは難しい話のようにも思いますが、**日常の業務に追われて日々を過ごしていると、「看護とは何か」という原点を見失ってしまいます。**ぜひ、カンファレンスなどで「その患者さんにとっての看護とは何か」について話題にしてください。

イラストに登場する看護師に問うてみましょう。「一日の勤務を振り返って、疾患の治療や検査に関係することを除いて、受け持ち患者さんに行ったケアを挙げてください」そして、「それらは、それぞれの患者さんのニーズを考えて工夫されたオリジナルなケアだったでしょうか」と。次のページのように、診療の補助でなく看護独自のケアの内容が浮き彫りになるでしょう。

2) 臨床経験を積んだからこそ感じ取れる「看護」

看護学生は、入学するとまず「看護学概論」などの科目で、「看護とは何か」を学びます。私は、臨床での経験を積んだ指導的な立場にある方にこそ、この原点を思い出してほしいと思うのです。私の「看護学概論」の講義を受けてほしいと思うのです。

>> ある看護師の一日

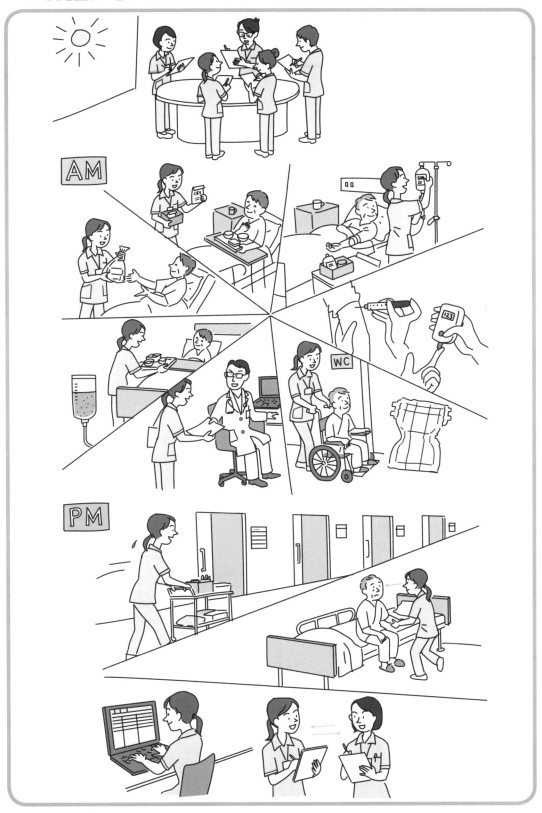

>> ある看護師の一日：受け持ち患者に行ったケアに看護独自の個別性はあったか？

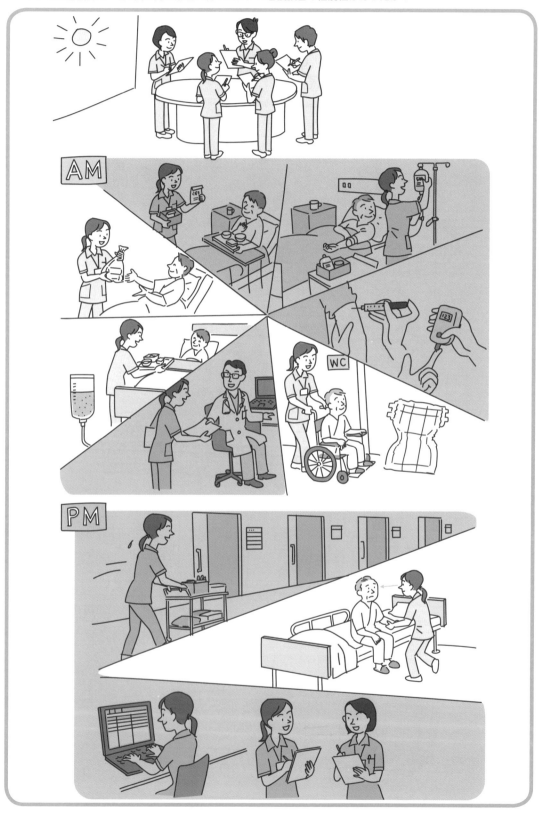

　なぜなら、経験を積んだからこそ、「看護とは何か」を感じ取ることができるからです。自らの経験が「看護」の積み重ねであったのかを振り返ることができるからです。「看護を行えていたのか」「看護を後輩に伝えてきたのか」を自問できるからです。

　さて、皆さんは、「看護とは何か」と問われて、どのように答えますか？

看護　nursing

　看護とは、個人、家族、集団、地域を対象として、その人々が本来もつ自然治癒力（健全さ、力）を発揮しやすいように環境を整え、健康の保持・増進、健康の回復、苦痛の緩和を図り、生涯を通してその人らしく生を全うすることができることを目的として、専門的知識・技術を用いて身体的・精神的・社会的に支援する働きである。（中略）日本では、1948年に保健師助産師看護師法が制定され、職業実践としての看護の定義、免許資格や業務が定められており、法的には同法に則り免許交付を受けた看護職が保健医療福祉の様々な場で行う実践ということになる。

（日本看護科学学会看護学学術用語検討委員会第9・10期委員会：看護学を構成する重要な用語集.
日本看護科学学会；2011. p.5 より抜粋）

　これは、日本看護科学学会が定義する「看護 nursing」です。看護とは、すべての人々を対象としていて、その人たちが自分の力を発揮して生活していくことを支援するものだとあります。つまり、看護は人間をみる。人間の生活行動をみる。病気やケガなどの健康問題そのものではなく、その人の日常生活での反応をみて援助するものです。ですから、一人ひとり異なったケアになります。

3)「生活」と「衛生」をいかに整えるか

　病院で勤務する看護師は、どうしても治療・検査などに関する支援が多くなるでしょう。しかし、それだけではダメなのです。

　フローレンス・ナイチンゲール（1820-1910）は『NOTES ON NURSING（看護覚え書き）』の中で、「看護はせいぜい、薬を与え、湿布をするくらいの意味にしか使われてこなかった。しかし、看護が意味すべきことは、新鮮な空気、光、暖かさ、清潔さ、静かさの適切な活用、食物の適切な選択と供給―そのすべてを患者の生命力を少しも犠牲にすることなく行うことである」[1] と説いています。

　つまり、「生活」と「衛生」をいかに整えるかが看護なのです。クリミア戦争に従軍したナイチンゲールの功績は、兵士の死亡率を激減させたことでし

た。それは、治療ではなく、まさに兵士たちの「生活」と「衛生」の改善によってでした。兵士たちは、負傷や病気といった本来の原因ではなく、野戦病院内に蔓延していた感染症で命を落としていたからです。

感染症を抑え込むために、当時ナイチンゲールが行った「換気をする」「陽光を入れる」「ベッドの間隔を空ける（今でいうソーシャルディスタンス）」などの看護は、彼女の生誕200周年の今、コロナ禍で重要視されています。治療法がない中でも本来の看護の力を発揮することを、現代に生きるわれわれが忘れてはいけないように思うのです。

4) 「看護」を見失わないために

医学の発展により、疾患を原因とする苦痛は、短期間でかなりよく取り除けるようになってきました。私が30年前に受けた手術と今の手術とでは、侵襲が劇的に変わっています。がんでさえ、内視鏡でさっと取れてしまう。気力、体力を消耗せずに疾患から回復できるため、治療さえ受ければ、即、元の「生活」に戻ることもできるのです。

また、「衛生」という概念も、このコロナ禍の前まではあまり意識してこなかったのではないでしょうか？　先進諸国では、清潔な水、清潔な空気、清潔な食べ物はいたって普通に存在しますから。ナイチンゲールの時代のように、感染症で多くの人が死んでいくわけではないのです。このような社会にいると、医学的なかかわりに本来の看護が隠れてしまうのかもしれません。

医学はおおむね、予防も治療も疾患との闘いです。しかし、**看護は、闘わない。病気でも病気でなくても、たとえば、子どもが健全に育つために、働き盛りの人が毎日元気に職場に行けるために、高齢者が幸せに日常を過ごし本人や家族が望む最期を迎えられるために、看護の対象に寄り添い、その人を知りながら、その人に合った方法で生活を支えようとするものです。**治療だけでは人の育ちや生活は支えられないのです。

たしかに、疾患からくるさまざまな苦痛を取り除けば、一見自立できるように見えるかもしれませんが、一人ひとりをよく見たときに、看護が独自に見なければならないもの、看護独自で提供しなければならないケアがあるはずです。それを見失わないためにも、日常の勤務で行った「治療や検査」に関する対応をすべて差し引いたときに何が残るのか（p. 4参照）、私たちが患者にどんな看護独自のケアを行ったのか、行うべきだったのか、その人にとっての看

護は何かを意識的に考えることが重要だと思うのです。

引用文献

1）フロレンス・ナイティンゲール著，小玉香津子・尾田葉子訳：看護覚え書き―本当の看護とそうでない看護（新装版）．日本看護協会出版会；2019．p.2.

2 看護の対象と対象をとらえる視点

1)「生活」と「健康」に対して責任をもつ

　皆さんの「看護の対象」はどのような方ですか？　多くの看護師が病院で働いていますので、対象は患者でしょうか？

　私の「看護学概論」の講義では、看護の対象は患者だけではないということを強調しています。「患者」とは、病気やケガの治療を受けるために病院を訪れる人のこと。英語では、patient です。その語源は、「忍耐、苦しみに耐える」です。

　たしかに患者も看護の対象ですが、看護は、p.5で示したように、個人でも集団でも、命の始まりから死に至るまでのあらゆる年齢、あらゆる社会的立場、そして、あらゆる健康段階にある人を対象としています。看護を必要とする人の「生活」と「健康」に対して責任をもってかかわっていくのです。

2) 医師と看護師の、対象をとらえる視点

　「健康」という視点で対象をとらえる際には、医師の補助者としての役割もありますが、それは看護の一部にしかすぎません。そして、医師と看護師の、対象をとらえる視点は異なります。

　医師は疾患そのものに関心を寄せて対象をとらえ、**医師である自分に何ができるのか**を考えます。たとえば新型コロナウイルス感染症（以下、COVID-19）では、原因となっているウイルスを封じ込める薬剤は何か、感染によって出現するさまざまな症状に対する治療をどうするか、というように。

　一方、看護師は、生活の中で病気やケガを経験している人の全体像、特に、**その人は現状の生活で何ができて、何ができなくなっているのか**に関心を寄せて対象をとらえていきます。「自分が」ではなく、「その人は」です。

ヴァージニア・ヘンダーソン（1897-1996）は、『看護の基本となるもの』で次のように述べています。

「看護師にできるのはただ、看護師自身が考えている意味ではなく、看護を受ける**その人にとっての意味**における健康、**その人にとっての意味**における病気からの回復、**その人にとっての意味**におけるよき死、に資するようにその人が行動するのを助けることである」[1]

ヘンダーソンの述べていることからもわかるように、人として生活を営む対象が、健康問題にどのように反応しているかをとらえることから看護が始まります。COVID-19を例に挙げれば、パンデミックがその人の生活にどのように影響したのか、しているのかをとらえて、たとえ治療やワクチンがなくても、衣食住などその人の生活上の環境すべてを支援していくこと、パンデミックという体験をその人の人生の中で意味づけて生活していけるように助けるということです。

治療はなくとも看護はあるのです。たしかに、重症化すれば医師と重なる支援が増えますが、その中にあっても「その人の生活」を念頭にかかわっていくのが看護職者なのです。

ナイチンゲールは、『NOTES ON NURSING』のPREFACEで、「distinct from medical knowledge, which only a profession can have.」[2]と書いています。看護の知識は、医学知識とははっきり区別されるものである、という意味です。また、マーサ・E・ロジャーズ（1914-1994）も、医学にすり寄ることなく、看護の独自性と自律の重要性を説いています[3]。

3）人をとらえる視点

医学と看護は、対象をとらえる視点もかかわり方も違います。もちろん、看護を行うために必要な医学的知識はありますが、それは、看護に活かすためのものです。その使い方を間違えば、看護の本質を見失い、自分たちが何をする者なのか、看護の独自性も誇りも見失うことになります。ただ、医師の指示の遂行で走り回り、疲弊して、仕事に意味を見出せなくなるのです。

私の「看護学概論」の講義では、**看護を行ううえで対象をどのようにとらえるかが、その人の行う看護につながっていく**、ということを繰り返し学生に伝えています。実習等で学生とかかわることがある指導者の方は、どうぞ、看護師たちがどのように生活者としてのクライエントをとらえているのかを学生

に伝えてください。

　「対象をとらえる視点」は、看護理論を学ぶことで理解が深まっていきますが、その前段階として、一般的な「人をとらえる視点」を次のように授業の中で説明しています。この視点は、「教育・指導」の際に学習者をとらえる視点にも共通します。

人をとらえる視点

1. 人は成長・発達する存在であるとする視点
〈その人はどのような成長・発達の段階にいるのか？〉
　エリクソンの心理・社会的人生段階（ライフサイクル）やハーヴィガーストの発達課題を参考に、何歳になっても成長・発達している存在としてとらえる。

2. 生活と文化の視点
〈その人はどのような文化の中で生活を営んでいるのか？〉
　人は文化の中で育ち、健康・不健康を問わず生活を営んでいる。誰にでも、日常がある。

3. 環境の視点
〈その人は、どのような環境で生活しているのか？〉
　人は、その人を取り巻く家庭・社会・自然環境の中で生活を営んでいる。

4. 健康の視点
〈その人にとっての健康とは何だろう？〉
　人それぞれに「健康観」は異なる。時代・社会・文化の影響も受ける。

5.「心」と「体」の視点
〈その人の「心」と「体」の状態はどうなのか？　これから先どのようになるのか？〉
　人体の構造と機能や疾患の知識を使って、対象となる人の「心」と「体」の現在の状況をとらえるだけでなく、その人のヒストリーから予測をもってとらえていく。疾患や外傷の理解だけではなく、人の「心」と「体」の状態がどのようにその人の生活行動に影響しているのかをとらえる。

6. ニーズをもつ存在としてとらえる視点
〈その人のニーズは満たされているのか？〉
　マズローのニーズ論に基づき、意識的または無意識的にしろ、人の行動はすべてニーズ（needs；欲求）を満たそうとする試みであり、ニーズはその人の行動を起こす力となると考える。

7. ホメオスタシスの視点
〈その人の心と体は安定しているか？〉
　外部および内部環境の変化に対応して、体内環境がある一定の範囲に保たれているのかをとらえる。生理的機能のみではなく、精神的なバランスもとらえる。恒常性が維持できないとしたら、その原因だけでなく、それがその人の生活行動にどのように影響しているのかをとらえる。

8. ストレスの視点
〈その人はさまざまなストレスに対処できているのだろうか？〉
　人は生きていくうえで外部からさまざまな刺激を受け、それらの刺激に適応しようとして反応が起こる。疾患や外傷だけがストレスではない。環境という広い視点で、その人にとってのストレスを考える。

4) かかわりの中から最善のケアをつくり上げる

　ヘンダーソンは、『看護の基本となるもの』で次のように述べています。

　「人間には共通の欲求があると知ることは重要であるが、それらの欲求が**ふたつとして同じもののない無限に多様の生活様式によって満たされる**ということも知らねばならない。このことは、看護師がいかに賢明でも、またいかに一生懸命努めようとも、**一人ひとりが求めることすべてを完全には理解できないし**、その人の充足感に合致するように要求を満たすこともできない、ということを意味している」[4]（下線は筆者による）

　看護の対象は「人」であり、多様な面があります。そして、周囲の環境やおかれた状況によって、感じていることも、考えていることも、価値観すら変わっていくかもしれません。ですから、その時々に真剣に対峙して「その人」をとらえようとしても、完全にとらえ切れているのかどうかはわかりません。必要なのは、今の「その人」をとらえようとする看護師の観察力であり、そして「その人」とのかかわりの中から最善のケアをつくり上げることだと思うのです。

　病院のような場では、治療中心で看護師も多忙です。クリニカルパスに基づいてケアが為されることも多いでしょう。しかし、対象を常にとらえてケアを提供していないと、「看護師として対象をとらえる視点」を見失ってしまい、大切な「看護であること」「看護でないこと」の区別さえつかなくなってしまいます。このことを、私は危惧しているのです。

引用文献

1）ヴァージニア・ヘンダーソン著，湯槇ます・小玉香津子訳：看護の基本となるもの（再新装版）．日本看護協会出版会；2016. p.21.
2）フロレンス・ナイチンゲール著，小林章夫・竹内喜訳：看護覚え書―何が看護であり，何が看護でないか（対訳）．うぶすな書院；1998. iii.
3）ヴァイオレット M. マリンスキー，エリザベス・アン・マイハート・バレット編，手島恵監訳：マーサ・ロジャーズの思想―ユニタリ・ヒューマンビーイングズの探究，医学書院；1998. p.66-67.
4）前掲1）. p.20-21.

マーサ・E・ロジャーズ（1914-1994）

　ロジャーズ先生は、「看護科学（nursing science）は科学でありアートである」と説明しました。学問である科学を創造的に活用するからです。創造的に活用するとしたのは、看護の対象である「人間」の、ロジャーズ先生のとらえ方にあります。

　彼女は、看護を学ぶ前から宇宙に興味があり、テネシー大学で科学を2年間学んだ後に看護学部に進学しています。そのような経験から彼女は、看護の対象である人間は、部分の総和ではなく「統一体（unitary human being）」であるとしています。人間はエネルギーの場であり、時間や空間にとらわれず、環境と相互作用しながら刻々と変化し、その変化は元に戻ることはなく続いていく存在である、つまり、人間を取り巻く環境を、宇宙という無限の空間にまで広げてとらえているのです。変化する対象に合わせて提供するケアを創造していくところがアートです。

　アートといえば、日本の芸術家、岡本太郎（1911-1996）の「芸術は爆発だ」も、「宇宙空間」に芸術のエネルギーがさく裂していく様を表現しています。名古屋の寺から梵鐘（ぼんしょう）を制作する依頼を受けたときにも、「大梵鐘―まず、私は宇宙を心に描いた。マンダラである。ゴーンと一撞きすると、宇宙全体、森羅万象が、もろ手を挙げて、叫ぶ。よろこび、嘆き、悲しみ、苦痛、怒り、哄笑、うめき……あらゆる響きをふきあげて」[1]と著書で述べています。二人は、同じ時代に生きています。分野も国も異なりますが、大戦の悲劇・復興・豊かさという時代の変遷を経験し、人間が本来もつエネルギーの強さを感じたのかもしれません。

　さて、話をロジャーズ先生に戻します。彼女は、第二次世界大戦を挟む1930年代から1950年代にかけて公衆衛生を学ぶとともに、公衆衛生看護師としての経験も積んでいます。疾病中心の医療が主流であった当時、病院に入院している人だけでなく、それ以外の多くの人々の健康に目を向けなければならないと考えていました。そして、看護ケアは、人間本来のもてる力を強め、病気を予防できると主張しています。ケアという人と人とのかかわりから生じる明るい気分、笑い、ユーモアなどは、薬物やワクチンに負けず劣らず免疫力を上げると説いています。このコロナ禍だからこそ、われわれ看護職者が看護の力を発揮して、人々の暮らしを少しでも安寧なものにできたらいいですね。

引用文献
1）岡本太郎著，岡本敏子編：眼―美しく怒れ．チクマ秀版社；1998．p.210.
参考文献
・筒井真優美編：看護学テキストNiCE―看護理論（改訂第3版）．南江堂；2019．p.61-75.
・竹尾惠子監修：新訂版―超入門事例でまなぶ看護理論．学研メディカル秀潤社；2014．p.218-242.

3 拡大する看護の場に対応できるか

1）看護はどこで必要とされるのか

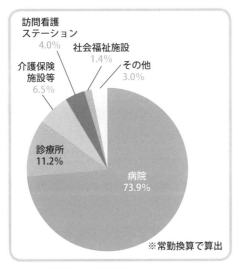

●● 図1 看護師の就業場所
（平成30年衛生行政報告例（就業医療関係者）の概況より）

さて、看護が必要とされる場はどこでしょうか？　皆さんが今勤務されている「場」以外のことも考えてみてください。看護がすべての人を対象としている限り、人々がいるすべての場が「看護の場」になり得ます。

「平成30年衛生行政報告例（就業医療関係者）の概況」によれば、全国の看護師のうち73.9％が病院に勤務しており（**図1**）、現状では圧倒的に、病院を受診・入院される「患者さんとご家族」を対象とした看護が主流となっています。多くの看護師の働く場が「病院」である一方、ごくわずかずつではありますが、訪問看護ステーションと介護保険施設等で働く看護師の割合が増えてきています。

2019年に出された「医療従事者の需給に関する検討会　看護職員需給分科会中間とりまとめ」によると、2025年には、188〜202万人の看護職員が必要とされています。過去の実績で2025年の看護職員数を推計してみると、約175〜182万人程度が見込まれるようなので、さらに増やしていく努力が必要です。大切なのは、多くの看護師がなぜ必要か、どのような場で「看護」が必要とされていくのかを理解しておくことです。

2）地域包括ケアシステムの中で、看護は地域・在宅へ

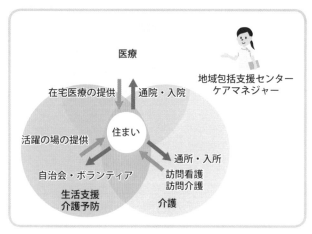

●● 図2 地域包括ケアシステムと看護

これからの日本は、さらに高齢化が進みます。2025年には団塊の世代が75歳以上の後期高齢者となり、医療や介護の必要性がピークに達するといわれています。医療が必要な高齢者が増えるのですから、単に病院のベッドを増やせばいいということではありません。

また、基準病床数は地域ごとに医療法で定められています。現状では病床数が過剰な地域が多くあるので、今後、それを減らすことはあっても増やすことは難しいといえます。そうなると、医療や介護が必要な高齢者が増えた分の受け皿は地域・在宅ということになります。地域・在宅で活動する医療者を増やしていかなければならないということです。このことは、国が進めている地域包括ケアシステム（地域や在宅で医療・介護・生活支援などを受けられるシステム）からもわかります（**図2**）。

では、今後、看護師はどのくらい地域・在宅で必要となるでしょうか。前述の看護師の需給に関する「中間とりまとめ」によれば、2025年には、訪問看護師は11.7〜12.6万人が必要になるようです。報告書内で比較されている2016年（4.7万人）の約2.5〜2.7倍です。また、介護老人保健施設、特別養護老人ホーム、居宅サービスなど介護保険サービスに従事する看護職員も需要が増えます。2025年に必要な数は19.5〜21万人とされ、2016年（15万人）の約1.3〜1.4倍です。看護職者の活躍する場は「病院」だけではないのです。地域・在宅へと、確実に広がっています。

高齢化の問題だけではありません。パンデミックとなったCOVID-19では、病院に入院することができずに自宅で療養を強いられる方が大勢出ています。入院待機中に自宅やホテルで亡くなった方もいます。また、災害大国といわれている日本では、いつ災害が起こるかわかりません。地域・在宅そして災害現場などでは、医療提供のためにつくられた病院のような「場」で行うものとは異なる看護が必要とされるのです。

3）生活の場での、五感を使った看護師としての観察

　ここで、私の話をしましょう。「看護の場」は病院だけではない、この当たり前のことを、私は臨床にいるときには考えたことがありませんでした。私は、循環器・救命救急を経験し、「どんな重症患者でも大丈夫、対応できる」と思っていました。心電図も読めるし、呼吸器だって、透析だって……と。

　そんな私が、30代になって有料老人ホームに勤務したのですが、生活されている入居者の方々の普段のアセスメントさえできない自分に戸惑ったのです。「何か症状がないか、血液データはどうなのか、その他の検査結果……、経過表は……、医師からの指示は……」という思考になってしまい、クライエントがとらえられず、ケアが思い浮かばないということで随分苦しんだことを思い出します。

　私は、目の前の人のニーズに合った食事のケアもできなかったし、外に出るときも、段差に対応できずうまく車いすを押して差し上げられなかった。高齢者はたくさん下着を着込んでいるので、余裕をもってトイレに誘導しなければいけないなどの配慮もできずに、クライエントに惨めな思いをさせてしまったり、ケアスタッフに臭いについて指摘されて、1カ月以上も入浴していないことに気づいたりするなど、生活を支援することが全くできませんでした。

　私は、自らの五感を使って目の前の「人」を看ること、病気が悪化しないように、あるいは病気にならないように生活の中で絶えず見守り、何かあればともに考えて、日常生活でちょっとした工夫をしながら健康状態を維持してもらい、その人の生活を少しだけ楽しくして差し上げることが看護の本質であることに、初めて気づかされたのです。それと同時に、看護師として患者を観察することの難しさと、看護師としての五感を使った生活の視点からの観察は、日々心して実践し、そのスキルを磨いていないと、ド素人のレベルにまで落ちてしまうものだということも痛感したのです。

　病院では、患者は治療を受けることが前提で入院されていますので、医療者は治療や看護を盾に病室に入っていくことができます。救命救急や集中治療の現場のように、オープンフロアでベッドが並んでいるのを想像してみるとよくわかります。患者にとって病床は、治療の場であって、普段の生活の場とは明らかに違います。ですから、どんな医療者でもその訪問を受け入れるしかないのです。

　一方、老人ホームの入居者の部屋を訪れるということは、相手の生活へ足を踏み入れる行為であり、相手が私を必要だと思ってくださらなければ、門前払いされることもあるのです。私が臨床で培ってきたスキルは、看護師のスキルのうち、ほんの一部でした。自慢することでも何でもない。よく、後輩に偉そうに指導できたものだと恥ずかしくなります。

4）「看護の専門性と独自性」を表現できる看護職者を育てるには

　前述の「中間とりまとめ」では、「看護職員は、年齢階級が上がるにつれて病院から訪問看護事業所や介護保険施設などに転職するものが現れるが想像と現実のギャップで早期に離職することが課題である」とされています。私が当初、施設で感じた無力感、戸惑いに似たような思いも、離職の原因になるのではないかと推察します。私も、辞めるのであれば、早期でした。しかし、辞めませんでした。長く働き、「看護や介護に力があること」を実感し、やりがいを感じることになりました。

　皆さん、これから医療を取り巻く環境は大きく変化します。どのように変化するのか予測がつくこともありますが、多くは不確実です。コロナ禍を誰も予測していなかったように。

　皆さんがかかわる後輩は、いずれ、地域・在宅、災害・国際と、どこで人々の生活行動を支える役割を担うかわからないのです。「病院」「病棟」の業務ができるか否かを指導の中心にしていると、看護師が本来もっていなければならない、病気を超えたところまで視野を広げて「生活者」をとらえる力も、その人の生活や人生をよりよいものとしていく力も、育たない可能性があるのです。

　どのような場でも活躍できる、「看護の専門性と独自性」をしっかりと表現できる看護職者（皆さん自身も含めて）を育てるにはどうしたらよいのかを真剣に考えて、自らの研鑽や後輩指導を考えていくことが必要です。

　最後に強調しておきます。

　多くの看護師が就業している「病院」は、看護の場のうちのたった一つで、その他の看護の場に比べて、「看護の本質」を伝えにくい、育てにくい場です。広がりを見せる多様な看護の場で、いつでも本来の役割を果たしていけるよう自ら研鑽するとともに、後輩を指導していくことが大切です。

　国際看護師協会の「ICN 看護師の倫理綱領」（2012 年）では、「看護師と人々」の最初に次のように書かれています。

1. **Nurses and people**：The nurse's primary professional responsibility is to people requiring nursing care.

（International Council of Nurses：The ICN Code of Ethics for Nurses. 2012 より）

　看護を必要とする人のために存在することが、私たちの一番の責任なのです。

4 看護実践の方法

1) 看護技術とは

(1) 看護技術の定義

　「看護技術とは何ですか?」と、いろいろなセミナーで受講生に尋ねることがあります。彼らは臨床では指導者レベルにある方たちなのですが、意外と答えに悩まれるようです。

　以下は日本看護科学学会の定義です。看護技術とは、看護の問題を解決するために、目的と根拠を伴う専門的知識に基づいて、クライエントの安全・安楽を保証しながら提供する技術といえます。

看護技術　nursing art

　看護技術とは、<u>看護の問題を解決する</u>ために、看護の対象となる人々の<u>安全・安楽を保証</u>しながら、看護の<u>専門的知識に基づいて提供される技</u>であり、またその体系をさす。看護技術は、<u>目的と根拠をもって提供される</u>ものであり、根拠に基づく専門的知識は<u>熟練・修練により獲得され、伝達される</u>。また、看護技術は、個別性をもった<u>人間対人間の関わりの中で</u>用いられるものであり、そのときの<u>状況(context)の中で創造的に提供される</u>。

　看護技術は様々に分類されており、例えば「看護過程を展開する技術」「対人関係の技術」「生活援助技術」「診療に伴う援助技術」「身体ケアを提供する技術」「認知・情動へ働きかける技術」「環境に働きかける技術」などに類別されている。(下線は筆者による)

（日本看護科学学会看護学学術用語検討委員会第9・10期委員会：看護学を構成する重要な用語集.
日本看護科学学会；2011. p.8より抜粋）

　ここで、「技術」の意味について押さえておきましょう。デジタル大辞泉によると、「科学の研究成果を生かして人間生活に役立たせる方法」とあります。

　学生は授業で技術を学んでいますが、だからと言ってすぐにうまくできるようにはなりません。経験の浅い看護師も同じです。知識として学んだ技術は、その後に繰り返し訓練することでスムーズに実践できる「技」になり、さらに経験を積むことで「技能」となります。技術は言語化して、他者に伝えることができるものですが、技能は個人が自分自身の中で経験を積み上げてい

くものなので、主観的で、言語化することが難しいものです。

　人の生活を支える、世話をするということは、専門的な知識や技術がないごく一般の家庭でも、暮らしの中でずっと行われてきました。母親が行う赤ちゃんの世話、家族が行う高齢者や病人の世話などは、人類のはじまりからあったでしょう。このような家庭での世話は経験的に行われており、原則や法則性に乏しいものです。それを、観察によって法則性を見出し他者に伝えることのできる「看護技術」として世に出したのが、ナイチンゲールです。

　ナイチンゲールの『NOTES ON NURSING』には、生活のさまざまな場面での看護技術が書かれています。彼女は「換気」を重要視しました。「窓を開ける」という彼女の時代のような方法ではないにしても、空調やサーキュレータなどを上手に使って部屋の中の空気をきれいに保つことは、健康につながります。

　感染についても、患者を不潔で狭く換気もされないような部屋に詰め込んで伝染性を強めたことや、医療者が感染を恐れて患者に寄り付かないなどの例を出し、「真の看護が感染ということを問題にするのは、ただ感染を予防するという点においてのみである。患者に絶えず注意を注ぎながら、清潔を保ち、開け放した窓から新鮮な空気を採り入れること、それが唯一の防御策であり、真の看護師はそれを人びとに求め、また自らもそれを守る」[1]と説明しています。今、まさにコロナ禍でも通用する原則です。

　ナイチンゲールは、あらゆる世話やケアの実践をよく観察し、その中にある法則性を探って一般化し、実践されている「看護」を、専門的な知識として伝えていくことのできる「技術」にしたのです。

（2）看護技術の範囲

　次に、看護技術の範囲を確認しておきます。看護の対象は人ですから、看護技術として表現されるものは多岐にわたります。保健師助産師看護師法では「診療の補助」と「療養上の世話」の大きく2つが挙げられていますが、さらに具体的にしたものとして**表1**が参考になります[2]。皆さんが新人研修などを企画する際に参考にされる「新人看護職員研修ガイドライン改訂版」（厚生労働省，2014年）と「看護学教育の在り方に関する検討会報告書」（文部科学省，2004年）に基づくものです。

　なかでも「感染予防の技術」「安全確保の技術」「苦痛緩和・安楽確保の技術」については、すべてのケアの場面で使われるものとなります。経験年数を

■■ 表1 看護技術の項目

技術項目	学習を支える知識・技術
環境調整技術	療養生活環境調整（温・湿度、換気、採光、臭気・騒音、病室整備）、ベッドメーキング（臥床患者など）、リネン交換
食事援助技術	食事介助、経管栄養法、栄養状態・体液・電解質バランスの査定、食生活支援
排泄援助技術	自然排尿・排便援助、便器・尿器の使い方（可能な限りおむつを用いない援助）、摘便、おむつ交換、失禁ケア、膀胱内留置カテーテル法、浣腸、導尿、排尿困難時の援助、ストーマ造設者のケア
活動・休息援助技術	歩行介助・移動の介助・移送、関節可動域訓練・廃用症候群予防、体位交換、入眠・睡眠の援助、安静、体動・移動に注意が必要な患者への援助
清潔・衣生活援助技術	入浴介助、部分浴、おむつ交換、陰部ケア、清拭、洗髪、口腔ケア、整容、寝衣交換など衣生活支援
呼吸・循環を整える技術	酸素吸入療法、吸引、気道内加湿法、体位ドレナージ、体温調整
創傷管理技術	包帯法、創傷処置、褥瘡予防ケア
与薬の技術	薬理作用、薬物療法、経口・外用薬の与薬方法、皮下・皮内・筋肉内注射、静脈内注射、点滴静脈内注射、中心静脈内注射の管理、輸血の管理、薬物などの管理
救命救急処置技術	救急法、意識レベル把握、気道確保、人工呼吸、救命救急の技術、閉鎖式心マッサージ、止血
症状・生体機能管理技術	バイタルサインの観察、身体計測、症状・病態の観察、検体の採取（採血、採尿・尿検査、血糖測定）と扱い方、検査時の援助（心電図モニター・パルスオキシメーター・スパイロメーターの使用、胃カメラ、気管支鏡、腰椎穿刺）
感染予防の技術	スタンダードプリコーション（標準予防策）、洗浄・消毒・滅菌、無菌操作、医療廃棄物の取り扱い、職業感染防止対策
安全確保の技術	療養生活の安全確保、転倒・転落・外傷予防、誤薬防止、患者誤認防止、リスクマネジメント
苦痛緩和・安楽確保の技術	体位保持、罨法などの身体安楽促進ケア、リラクセーション、指圧、マッサージ、精神的安寧を保つ看護ケア
死亡時のケアに関する技術	死後のケア

（茂野香おる著者代表：系統看護学講座．専門分野Ⅰ．基礎看護学2．基礎看護技術Ⅰ．第18版．医学書院；2020．p.8より）

問わず、定期的にトレーニングすべきでしょう。そして、**これらの技術の基盤となるのが、日本看護科学学会の定義の中の「看護過程を展開する技術」と「対人関係の技術」**なのです。この 2 つの技術については後で詳しく述べますが、これらを磨くための継続的な研修や OJT が重要です。この技術が「技能」のレベルになっていくように後輩を育てていく、そして自らもこれらの技術を磨き続けないと、専門職とは名ばかりになってしまうと私は思っています。

2） 技術の提供による 2 つの効果

図 3 は技術の実践の構造で、技術を提供する看護職者と、受け手の対象者がいます。看護職者は、看護技術という形で物理的・化学的・認知的刺激を対象者に提供し、提供された対象者との対人関係という要素も含めて技術の目的が達成されます。

この**対人関係は、技術の刺激と合わせて重要な要素とされています。**対人関係がよいと技術の効果も大きくなり、対人関係が悪いと小さくなる、または負になることがあり、技術の効果には、その目的を安楽に達成するという一次効果と、それ以外に現実の問題から解放される感覚や、今の自分を受け止めようとする気持ちになる二次効果があるとされています[3]。そして、それらの効果は対象者の反応として看護職者に伝わります。

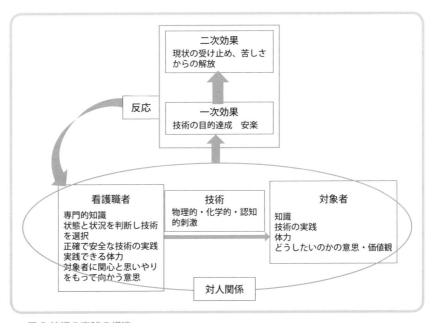

●● 図 3 技術の実践の構造

例を挙げれば、心不全のため両下肢の浮腫が著明で呼吸苦もある患者に対して足浴をしたとしましょう。足浴という技術の目的は、皮膚を清潔に保つ、血液の循環をよくする、気持ちよくなることとします。看護職者と患者との関係性から当初の技術の目的が達成されたならば、一次効果が得られたことになります。さらに、足浴を受けることで、つらい現状から少しだけ解放されたり、快方への希望がもてたり、弱音を吐いて心が軽くなったり、受け手が自分の生活に前向きになれたりすると、二次効果が出たといえるのです。

看護は、病気そのものを治すのではなく、患者の治ろうとする力を引き出すものです。ナイチンゲールは『NOTES ON NURSING』の序章で、病気とは別のところからくる病人の苦痛を取り除くのが看護であると述べていますし[4]、「変化」の章では、気晴らしなどの変化をもてない病人は、心の悩みは増し、楽しい思いは抑えられ、つらい想いばかりが頭をもたげる、病人は変化という外からの助けが与えられなければ、自分の考えを変えることができない、と説明しています[5]。

おそらく、看護実践の二次効果は、病気にまつわる苦しみ以外の苦しみを和らげることなのでしょう。それは、看護が対象を統一体としてとらえて、人としてかかわり、その人の生活をその人の価値観で支援していくものだから得られる効果だと思います。

3) 対人関係の技術

(1) 看護における対人関係とは

技術の重要な要素は「対人関係」だと説明しました。看護技術は、目的をもって直接クライエントとかかわりながら提供するものですし、そのときの関係性が技術の効果に影響するのですから、「対人関係」はきわめて重要です。

そして、看護技術を提供する場面はさまざまです。誕生のようにうれしい場面もあれば、死という悲しい場面もあります。そのときのクライエントの気持ちもさまざまです。激しく怒っているときも、自分を失い暴れているときも、泣いているときも、私たちはかかわらなければならないのです。そして、他者に見られたくないものや知られたくないものにも踏み込まなければならないときがあるのです。

どのような状況でも看護職者としてよりよい対人関係を築くために、私たちは基礎教育の段階から「コミュニケーション」を学んでいます。「コミュニ

ケーション」の技法などについては皆さんは熟知されているでしょうし、実践もされているでしょう。ですから、ここでは、理論から「対人関係」について学んでもらいたいと思います。

　まず、次のルース・ジョンストンの詩[6]を読んでください。看護師対患者ではなく、「人間対人間の看護」を説いた理論家であるジョイス・トラベルビー（1926-1973）が、その著書の冒頭で、看護師でありがん患者であった女性の詩を紹介したものです。

聞いてください、看護婦さん

ひもじくても、わたしは、自分で食事ができません。
あなたは、手のとどかぬ床頭台の上に、わたしのお盆を置いたまま、去りました。
そのうえ、看護のカンファレンスで、わたしの栄養不足を、論議したのです。

のどがからからで、困っていました。
でも、あなたは忘れていました。
付添さんに頼んで、水差しをみたしておくことを。
あとで、あなたは記録につけました。わたしが流動物を拒んでいます、と。

わたしは、さびしくて、こわいのです。
でも、あなたは、わたしをひとりぼっちにして、去りました。
わたしが、とても協力的で、まったくなにも尋ねないものだから。

わたしは、お金に困っていました。
あなたの心のなかで、わたしは、厄介ものになりました。

わたしは、1件の看護的問題だったのです。
あなたが論議したのは、わたしの病気の理論的根拠です。
そして、わたしをみようとさえなさらずに。

わたしは、死にそうだと思われていました。
わたしの耳がきこえないと思って、あなたはしゃべりました。
今晩のデートの前に美容院を予約したので、勤務のあいだに、死んでほしくはない、と。

あなたは、教育があり、りっぱに話し、純白のぴんとした白衣をまとって、ほんとにきちんとしています。
わたしが話すと、聞いてくださるようですが、耳を傾けてはいないのです。

助けてください。
わたしにおきていることを、心配してください。
わたしは、疲れきって、さびしくて、ほんとうにこわいのです。

話しかけてください。手をさしのべて、わたしの手をとってください。わたしにおきていることを、あなたにも、大事な問題にしてください。

どうか、聞いてください。看護婦さん。

ルース・ジョンストン

（Joyce Travelbee 著，長谷川浩・藤枝知子訳：人間対人間の看護. 医学書院；1974．p.5-6 より）
（American Journal of Nursing 1971 年 2 月号より）

いかがでしょうか？　思い当たる節はありませんか？

　私は、無造作に患者のオーバーテーブルにお盆を置いて立ち去った場面があったことを、満床の朝に検温で巡回するとき、できるだけおしゃべりしてほしくない、何か尋ねたりしないでほしい、検温が終わらないから……と心の奥で思ったことを思い出しました。患者の立場に立てば、ルースさんの詩にあるような「とても協力的で全く何も尋ねない（ように）」となるでしょう。忙しいと、患者の言葉を聞いてはいても、耳を傾けて聴くことをしなかったかもしれないなど、若かった時代の自分のかかわりを思い出しました。

　トラベルビーがこの詩を著書の最初で紹介したのは、読者に「看護職者としてどうかかわるべきか」「看護とは何か」をまずは考えてもらいたかったからだと思うのです。

（2）苦難の中に意味を見出す

　トラベルビーは、精神科看護を専門とする教員であり、理論家でした。同じ精神科看護を専門として人間関係に焦点をあてた理論家であるヒルデガード・ペプロウ（1909-1999）や、精神科医でドイツのユダヤ人強制収容所から生還したヴィクトール・フランクル（1905-1997）などの影響を受けています。

　フランクルは自らの収容所体験を通して、人間はどのような苦難の中にあっても、苦悩する意味や生きる意味、存在する意味が与えられていると考えました。そして、「自らの存在や体験に意味をもつことが生きる力になる」としています。

　トラベルビーはこのような実存主義的な考え方に影響を受けて、**病気や苦難の中に意味を見出すように人々を援助することが看護の本質である**と考えたのです。トラベルビーの看護理論では、看護師は「看護師―患者」関係ではなく、「人間対人間の関係」を確立することが大切で、一人の同じ人間として患者と対峙して、**患者が体験している苦悩や絶望に意味を見出せるように援助することが看護師の役割**だとしています。また、**病気・苦悩・死などについての看護師自身の信念が看護ケアの質を決める重要な要因である**とも説明しています。

　患者との関係は、**図4**にあるような4つの位相のプロセスを経て、互いに強い信頼を得るラポールに至るとされています[7]。

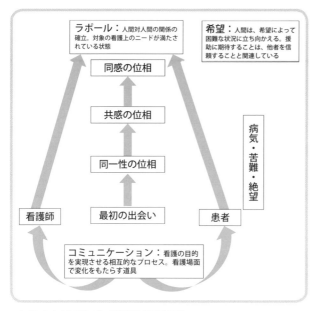

ラポール：人間対人間の関係の確立。対象の看護上のニードが満たされている状態

希望：人間は、希望によって困難な状況に立ち向かえる。援助に期待することは、他者を信頼することと関連している

同感の位相

共感の位相

同一性の位相

最初の出会い

看護師

患者

病気・苦難・絶望

コミュニケーション：看護の目的を実現させる相互的なプロセス。看護場面で変化をもたらす道具

トラベルビー理論の4つの位相

①最初の出会い：互いに観察し、相手を理解しようとする位相
②同一性の位相：互いを一人の人間として見る。自分と患者の違いを認識する位相
③共感の位相：他者の内面に入り込み、自分と患者の考え方の違いを認識し、受容する位相
④同感の位相：共感を超える段階。対象の苦痛や苦悩を和らげたいという気持ちが高まり、ケアを模索する位相。この位相の最終到着点は「ラポール」とされている

●● 図4 トラベルビー理論の主要概念

（文献7）を参考に筆者作成）

　③共感の位相は、対象と自分は別個の人間ではあるが、それでも相手の立場・視点で相手のおかれている状況をわかろうとする、対象をとらえようとする段階です。対象を理解することの重要性に気づかされます。

　「ラポール」とは、苦痛や苦悩を和らげるためのケアをする看護師と対象者が、相互に大切な存在で意味深い体験を共有する関係になるというものです。看護師とのコミュニケーションを通して関係性が深まる中で、自らが体験していることに意味づけがされ、病気による苦難や絶望が希望へと変わっていくのです。トラベルビーはラポールについて、**本当に他人を世話し配慮する能力、つまりケアの本質を看護場面での活動に移す能力がラポールの核である**と述べています。

　トラベルビーが『人間対人間の看護』の初版を発表したのは、ヘンダーソンが『看護の基本となるもの』を発表した3年後です。『看護の基本となるもの』の中に、トラベルビーの理論に通じるものがあります[8]。人間を対象とする看護が大切にしなければならない核は、どの理論家にとっても同じなのかもしれません。

> **人間の基本的欲求およびそれらと基本的看護との関係**
>
> 　看護師は、他者の欲求を見極める（assess）自分の能力には限りがあるという事実を認めねばならない。（中略）患者の "皮膚の内側に入り込む" 看護師は、傾聴する耳をもっているに違いない。言葉によらないコミュニケーションを敏感に感じ、また患者が自分の感じていることをいろいろな方法で表現するのを励ましているに違いない。患者の言葉、沈黙、表情、動作、こうしたものの意味するところを絶えず分析しているのである。この分析を謙虚に行い、したがって自然で建設的な看護師—患者関係の形成を妨げないようにするのはひとつの芸術（art）である。
>
> （ヴァージニア・ヘンダーソン著，湯槙ます・小玉香津子訳：看護の基本となるもの（再新装版）.
> 日本看護協会出版会；2016．p.21 より）

　人間として対象に向き合い、とらえ、その人が体験していることや、それによって生活がどのように変化しているのか、私たち看護職者が果たす役割を常に考えて日々のケアを実践しないと、「看護」が存在する意味を見失ってしまうかもしれません。

　クライエントの生活を支える職種は増えています。「看護」でなければならないところをしっかりと仲間と確認し合うこと、日々のケアにおいて、「さすが看護だ」と周囲に思ってもらえるように振る舞うことがとても大切なのです。技術の重要な要素である「対象とどのようにかかわるか」について、ぜひ、カンファレンスや勉強会などで取り上げて、日々行っている業務を、本来の看護実践に変えていってほしいと願います。

4） 看護過程を展開する技術

（1） 日常のケアで置き去りにされる看護過程

　技術の重要な要素のもう一つは、「看護過程を展開する技術」です。看護過程の意味などは周知のことなので詳しい説明は省いて、「日々、ケアを行う際に看護過程を展開していますか？」という問いから始めたいと思います。

　私は、看護過程を展開する力を強化するシミュレーション・トレーニングを、学生にも臨床のナースにもよく行います。これは、①与えられた事例の情報（電子カルテにある情報すべて）から重要な情報を収集する、②すぐに関連図を描く、③状態をアセスメントし問題を抽出する、④優先順位の高い問題について看護計画を立案する、という流れで行います。

　このシミュレーション・トレーニングで必ずといっていいほど聞こえてくるのが「アセスメントが難しいです」「アセスメントを文章にするのは苦手です」

といった言葉です。日々、臨床で看護実践をしているのであれば「アセスメントをしているはずでは？」という疑問が生まれます。「では、アセスメントから導き出される看護問題もうまく挙げられないの？」と聞くと、「入院当日に担当した人が、何となくで選んでいます！」と。私は絶句「……」です。

おそらく、電子カルテを導入する際に看護支援システムも導入され、看護データベース作成の入力の手間が省けたり、看護診断や標準看護計画がすでに入っていて選ぶだけでよかったりと、看護師の負担が少なくて済む便利なものがあるからなのでしょう。

便利になるのはよいのですが、**看護過程という思考過程をスキップしてケアを実践するのは問題です**。多職種連携が求められる中、看護の専門性のある技術を見せることもできないし、根拠をもって論理的に説明することもできなくなります。「では、何を見て、観察やその日のケアを決めるのか？」と問えば、「う～ん、まずは一般指示を見て、処方、それから経過表やクリニカルパスを見ればわかります」と答えます。

たくさんの業務を課せられて、時間に追われて、アセスメントなしのタスクをこなす人が看護師のユニフォームを着て働いています。まるで、ミヒャエル・エンデの『モモ』に出てくる灰色の男たちが病院にいるようです。看護師たちは、1分1秒も無駄にしないように、効率よく仕事を片づけていくのですが、これでは人間としての大切なものを奪われてしまいます。トラベルビーの「人間対人間の看護」の実現も難しいでしょう。看護の仕事は、AI看護ロボットに取って代わられるかもしれません。

日々、看護計画を見て批判的思考を巡らして、看護問題の優先順位を考えて患者の元に行くように努めなければ、看護過程を展開する力も、対人関係を築く力も退化していきます。皆さんの施設で少しでも思い当たるところがあれば……警告しておきます。「看護」に魅力を感じ、誇りをもてる後輩たちは決して育ちません。

(2) 看護の専門家としてのアセスメントと計画

看護過程の5つの構成要素のうち、特に重要な「アセスメント」と「計画」について、これらがなぜ大切なのかを説明します。

アセスメントは、看護過程の最初にくるもので、一番大事なものです。なぜならば、**アセスメントに基づいて看護問題（看護診断）と目標が明らかになるからです**。問題がはっきりしなければ、その解決策やゴールは定まりません。

看護職者にとって、なぜアセスメントが大切かを的確に述べている小玉の『看護学』の文章を紹介します。

「アセスメントを確実に行うのは看護の（独自の）作用をはたらかせる第一歩。ここが着実になされないと看護の目標が着実に立たず……健康問題体験をみるよりは健康問題そのものをみる診断・治療（医）の目標だけが立つことになり、看護は失せる。その人の幸せ度は落ちる」[9]

私たちは、疾患を治す人ではありません。対象の健康と生活を守る人なのです。ですから、**対象である人を統一体としてとらえて情報収集する訓練を絶えず行い、アセスメントの精度を上げていく努力をしないと、大切な「看護職者として何をするのか」が見えなくなります。**

次に計画です。仮にアセスメントがしっかりしていて、問題とゴールが明確だとしても、計画が対象の個別性に合っていなかったり、具体性に欠けていたりしたらどうでしょう。計画を頼りにしなくても、経過表と医師の指示などをざっと見れば、その日に行わなければならない業務はわかりますから、表面的には仕事をしているように見えるでしょう。しかし、それは「看護実践」ではありません。つまり、看護実践に活かすための計画ではなく、看護計画（中身がどうであれ）が存在するという体裁を整えるために作成したものに成り下がっているのです。これでは患者の幸せにつながる実践とはいえません。「医師の指示」は医師の指示であって、看護計画ではないのです。**看護職者である以上、看護計画に基づいて動かなければ「看護」を見失います。**

私が若い頃、「看護師は24時間患者さんの一番身近にいて患者さんの疾患を含めて全体を知っているのだから、医師の指示が患者さんの状態に合うように、指示の変更を依頼するのよ」と先輩に言われたものです。当時は医師の指示が看護計画に反映されていたので、自分が仕事に入る前に看護計画を一読すれば、医師の指示も把握できました。

医師の指示を患者の状態に合ったものにしていくために、よく患者を観察したものです。どれだけよくなったのか、それとも悪くなっているのか、また、予測をするのも楽しくなりました。こうなるか、ああなるか、だとしたら医師にこんな指示を出してもらっておけば患者の状態に合わせて安静度を下げて活動範囲も増やしていけるとか、「○○の状態」になったときのために医師へのコール内容を想定してみたり、夜勤に入る前には念入りに患者の状態をアセスメントして、医師の指示を看護計画に活かしたものです。

ところが最近、看護計画ではなく医師の指示のみが独り歩きしているよう

です。たとえば、医師の指示が「全身清拭のみ可」と書かれていれば、ずーっとそのままで、従順に「清拭」をしているというケースです。看護のアセスメントはされていないのでしょうか？　計画の見直しがされていないのでしょうか？

　また、こんなケースも聞いたことがあります——低血糖症状が出ている患者が血糖値を測定し、かなり低い値に驚いた。そこにナースが昼食を配膳しに来たので、患者は低血糖症状が出ていることと血糖値がかなり低かったことを話した。看護師は「そうですか、わかりました。医師の指示を確認します」と言ってステーションに向かった後、戻ってきて「医師から低血糖時の指示をもらっていなかったので、これから指示をもらいます」と言って立ち去った——。どうしてこうなるのでしょう？　今運んできた昼食に付いているジュースを飲んでもらえばよいのではないですか？　「指示を確認します病」かもしれません。専門家として考える姿が、私には見えません。

>> 看護計画＜医師の指示？

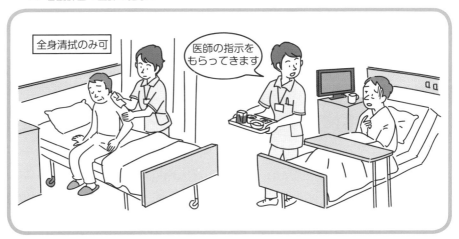

（3）批判的な思考で看護過程を鍛える

　『NOTES ON NURSING』の補章には、使命感をもつ看護師は、指示などなくても排泄物や皮膚をきちんと観察する、薬剤にいたっては、薬瓶をすべて調べ、臭いをかぎ、味まで調べると書かれています。また、献身的で従順な看護師が一晩中寝ないで患者のそばにいても、患者にも医師にも役に立たないと例を挙げて、ただ従順なだけでは不十分で、医師も看護師も知性的な従順であるべきだと書いています[10]。

　つまり、批判的な思考を使いなさいということだと思うのです。批判的な思

考を使ってアセスメントをするのです。アセスメントは疾患自体ではなく、疾患や障害を抱える人がどのような体験をしていて、それが対象の生活にどのような影響を及ぼしているのか、及ぼす可能性があるのかという看護職者としての視点です。

計画を立てて看護実践を行い、評価・修正を続けるといった看護過程の展開は、看護がたしかに専門領域であることの証ですし、きちんとした看護過程を展開すれば個別性のあるものになるので、質が高く対象のニーズに合った看護を保証することにつながります。ですから、看護過程を展開する技術は大切なのです。

看護過程は技術です。知識として伝えることができます。しかし、日々意識して使わなければ退化します。スポーツ選手がトレーニングをしなければ、すぐに筋肉が落ちるのと変わりません。日々、鍛えるのです。仕事をしながら鍛えるのです。筋肉は裏切らない、看護過程も裏切りません。必ず「看護」が楽しくなるし、看護の専門性に自信がもてるようになります。

＊

看護職者であり指導的立場にいる皆さんに、ナイチンゲールの言葉を贈ります。

「看護師は自分の職業を尊ばなければならない。天の与えた貴い生命は、しばしば文字どおり看護師の手中に委ねられるからである」[11]

自分の選んだ職業を真に尊び、多職種の中でしっかり専門職としての存在を表現していける後輩を育ててください。皆さん自身が日々、看護過程を展開し、看護の視点から業務を看護実践にしていく姿を見せることが、後輩たちにとって一番のOJTだと思うのです。ナイチンゲールも、実際的な手を使う看護は、どんな本からも学ぶことは不可能であり、それは病棟においてのみ十分に習得されるものだと言っています[12]。

引用文献

1）フロレンス・ナイチンゲール著, 湯槇ます・薄井坦子・小玉香津子, 他訳：看護覚え書―看護であること看護でないこと. 改訳第7版. 現代社；2011. p.61.
2）茂野香おる著者代表：系統看護学講座. 専門分野Ⅰ. 基礎看護学2. 基礎看護技術Ⅰ. 第18版. 医学書院；2020. p.8.
3）菱沼典子：研究による実証が, 説明できる看護を築く. 日本看護科学会誌. 2003；23（1）：67-73.
4）フロレンス・ナイティンゲール著, 小玉香津子・尾田葉子訳：看護覚え書き―本当の看護とそうでない看護（新装版）. 日本看護協会出版会；2019. p.1-2.
5）前掲1）. p.107.
6）Joyce Travelbee著, 長谷川浩・藤枝知子訳：人間対人間の看護. 医学書院；1974. p.5-6.

7）前掲6）．p.191-232.
8）ヴァージニア・ヘンダーソン著，湯槇ます・小玉香津子訳：看護の基本となるもの（再新装版）．日本看護協会出版会；2016．p.21.
9）小玉香津子：看護学―小玉香津子講義集．ライフサポート社；2013．p.85.
10）前掲1）．p.232-235.
11）前掲1）．p.212.
12）前掲1）．p.214.

『モモ』から学ぶこと

　私はミヒャエル・エンデ（1929-1995）が大好きです。ぜひ、皆さんも彼の作品を読んでみてください。幼い頃に読んだことがあっても、大人になって読むとまた、違うものが得られます。

　代表作である『モモ』のあらすじはこうです。主人公のモモは人の話を聴くのが上手な子です。街の人たちは、彼女に話を聴いてもらうと元気が出ます。ですからモモは、街の人たちにとってかけがえのない存在でした。そんなある日、街に灰色の男たちがやってきます。灰色の男は、不満を抱えている人の心の隙間に入り、いかに時間を無駄にしているかを説きます。そして、時間を節約して「時間貯蓄銀行」に預ければ、利子をつけて返すと言います。街の人たちはその言葉を信じ、1秒でも無駄にしないよう時間を惜しんで働き、心の余裕をなくし、休む間もなく働き続けて、いつもイライラと怒るようになっていきます。そのことに気づいたモモが、灰色の男たちと闘って、心を失った街の人たちに時間を取り戻していく物語です。

　ミヒャエル・エンデは作中で、「時間とは、すなわち生活だ」と述べています。私たちは、患者さんの「生活」を支える看護を実践するために「時間」を使いたいものです。時間に追われて大切なことを見失わないようにと、「モモ」から教えられます。

5 目指せ！看護学の実践家

1）看護職の教育制度

　看護系の大学が急速に増えています。「看護師等学校養成所入学状況及び卒業生就業状況調査」（厚生労働省，2020年）によれば、2011年度には199校だった看護学部・学科のある大学は、2020年度には293校にまで増加しています。ちなみに、3年課程の専門学校は551校です。また、入学者数の割合で見てみると、大学への入学者は全体の40％、3年課程は約44％、その他2年課程等が約16％です。

　看護職の教育制度（**図5**）からもわかるように、看護師国家資格を取得するまでの教育課程はさまざまです。大学化が進んでいるとはいえ、看護職志願者への門戸を広げるために専門学校を必要とする向きもあります。おそらく、しばらくはこの複雑な教育制度が大きく変わることはないでしょう。ですから、**臨床の指導者たちは後輩たち各々が受けてきた教育の背景を踏まえて、彼らが看護学の実践家に育つように導いていく役割を担っています。**

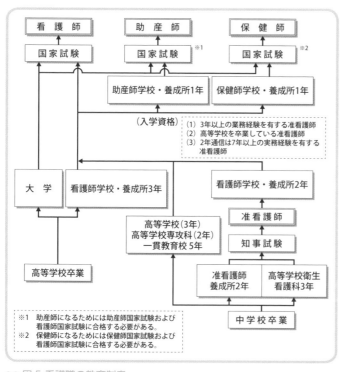

●● 図5 看護職の教育制度

2) 大学（学部）と専門学校（3 年課程）の教育の違い

　大学は、幅広い教養を身につけるとともに、理論的な学問を学ぶところです。卒業するために 4 年以上在籍し、124 単位以上を取得しなければなりません。また、大学の学部教育を受けた者は、学問とは何か、看護学とはどのような学問かについて、時間をかけて学んでいます。さらに、一般教養科目で看護とは異なる分野について学ぶことで、いろいろな視点から人間・環境・社会・生活など看護に関係することについて考え、探求する芽（学生によっては、発芽する前の種かもしれません）をもつようになります。思考して、まとめて、表現することや、ICT（情報通信技術；Information and Communication Technology）を使いこなせる力、語学力など、それぞれの大学が重視する教育内容で養った力がついているでしょう。

　一方、専門学校（3 年課程）は、ある特定の職業に必要とされる知識や技術を習得するところなので、総授業数の 8 割程度が専門教育となり、実践型の授業が中心となります。卒業するために 3 年以上在籍し、必要な単位は 93 単位以上となります。ですから、看護に関する知識を実践に応用することに長けているかもしれません。

　教育課程の違いが資格取得後の看護実践力にどのように影響しているのかについては、これからも研究が進むでしょうが、ここでは 2020 年に発表された論文を紹介します。これは、大卒と専門学校卒の看護師の違いを調査した論文を集めて文献検討したものです。それによると、「大卒の新人看護師は職務能力が高いが、看護技術到達状況は有意に低い」「大卒の新人看護師は、継続教育を職務能力に反映する力は有意に低く、エキスパートでは大卒と専門学校卒に有意差はない」「中堅看護師の自己効力感は大卒看護師のほうが高いが、統合的な看護実践能力には両者で有意差はない」などの結果が文献からわかったようです[1]。分析対象となった論文数も少ないですから、根拠としては弱いかもしれませんが、参考にはなります。

　大事なことは、大卒は頭でっかち、専門学校卒は即戦力などと、感覚だけで決めつけないことです。大卒と専門学校卒で、どちらができるか、使えるか、ではないのです。それぞれのよさと強みを活かして育てようという気持ちが大切です。そして、今までの卒後の教育方法にとらわれず、たとえば大卒者には技術を段階的に身につけるようなコースを設けたり、専門学校卒者には学問としての看護学や一般教養が学べるコースを企画したりするなど、**それぞ**

れのよさと強みを活かしながら継続して学べる研修を考え、新人が中堅になった頃には、両者とも「看護学を実践する者」になるように育てていくのが、指導者・管理者の役割だと思っています。

3）実践の基盤となる「学問としての看護学」

　学問とは、一定の理論に基づいて体系化された知識と方法です。人文科学（哲学や心理学など）、社会科学（政治学や経済学など）、自然科学（物理や化学など）をひっくるめたもので、広い意味では科学（science）と同じです。

　薄井は『看護学原論講義』で、「科学とは事物や現象のなかにひそむ法則性を発見して一般化し、体系化した認識である。**看護は人間を対象として過程的に展開される実践であり、看護学はその看護過程を対象として、その中にひそむ法則性を探り一般化していこうとする働きを基礎に体系化されるものである**」[2]と説明しています（下線は筆者による）。ここでも、看護過程がいかに重要なのかがわかります。

　看護は、「看護」という表現で呼ばれる前から人々の暮らしの中で行われてきたものです。家族を世話するなどの営みは今でも続いています。暮らしの中の看護が、中世には宗教とのかかわりの中で見知らぬ他者にまで広げられ、その後、近代看護の祖といわれたナイチンゲールの登場で、「看護とは何か」が問われ、定義され、看護を職業とする人を「看護師（nurse）」と呼ぶようになりました。社会の中の看護が、職業としての地位を確立したのです。

　また、看護師には専門的な教育が必要であるとして、「ナイチンゲール方式」での看護師養成が行われました。さらに、看護の効果を統計学的に明らかにするなど、客観的な視点で看護を説明するという学問としての兆しが認められます。しかし、大きな世界大戦により、学問としての看護やナイチンゲールが掲げた看護師養成の教育は低迷します。戦後1950年頃から、アメリカでの高等教育化の急速な拡大に伴って、看護が看護学として発展していくことになるのです。

　薄井は、看護に学問が必要なのかという問いに対し、「看護に情熱を燃やし、看護を人間の看護として確立しようとする歴史的な意識に燃える人間たちが、その実践する看護そのもののなかに、看護が拠って立ち、かつ看護の具体化へと導いてくれる法則性を発見し、しだいに学として創りあげていくものである。（中略）看護が学問を必要としないとしたら、人間はいつまでも試行錯誤

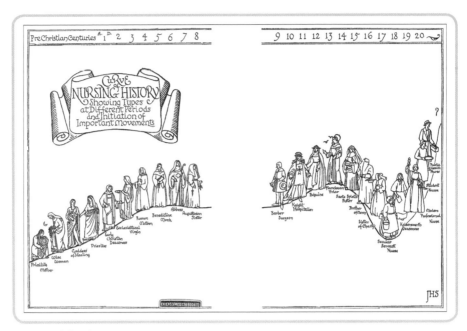

●◦ 図 6 看護の歩み
（Lavinia L. Dock, Isabel M. Stewart：A short history of nursing from the earliest times to the present day. G. P. Putnam's Sons, 1920）

の看護しか受けられないことになるが、あなたはそんな看護を受けて、人間として満足できるのか？」[3]と答えています。

図 6 は、小玉の『看護学』[4]に載っている挿し絵です。看護を行ってきた人々の代表的な存在を紀元前から 20 世紀初頭まで並べ、その歩んだ道が平坦ではなかったことを表しているもので、私は「看護学概論」の授業で看護の歴史を教えるときに学生に見せています。これを見てわかるように、看護は 19 世紀から 20 世紀にかけて急速に発展し、21 世紀に続いていくのです。そして、そこには「？」がついています。私たちは、どのような看護を創っていくのかという問いのように思えます。

長い歴史の中で確立されてきた「看護学」です。そして、学問としての歴史は浅いです。まだ、エビデンスが確立していない看護技術もたくさんあります。これから学問として発展する伸びしろのある学問なのです。そして、**この看護学は、実践に活かされてこそ発展していくものだと思うのです。実践に活かすのは皆さんです。臨地で後輩育成に携わる皆さんの役割なのです。**

4）看護学は人間科学を基盤とする学問

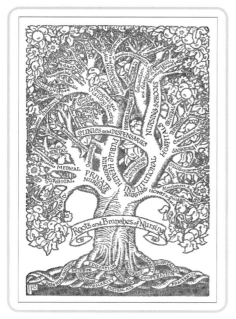

●●● 図7 看護の根と分枝
（Lavinia L. Dock, Isabel M. Stewart：A short history of nursing from the earliest times to the present day. G. P. Putnam's Sons, 1920）

　小玉の『看護学』にはもう一つ、「看護の根と分枝」という挿し絵（**図7**）があります[5]。看護の根本には、親の本能的な子どもの世話、宗教（信仰）、慈善、相互扶助、協力、同胞友愛共済、もてなしの心、ヒューマニティ、愛国心、デモクラシー（人間の自由・平等を尊重する考え方）、科学（学問）、教育などがあり、看護はこれらの根の上に育ってきたもので、幹と枝葉（看護の分化と専門分化）はこれからも続くと説明されています[6]。

　看護学は医学とは異なります。医学は、客観性、再現可能性、論理性などに基づいた観察や実験によって、観測可能な自然現象を知ることを主な目的とする自然科学を活用して、医療技術を発展させてきました。

　看護は人間を対象としています。**看護学は、看護を体系化していくための枠組みまたは中心的な概念（メタパラダイム）を、「人間」「環境」「健康」「看護」としています**。人間を対象として、生物学や医学だけではなく、心理学や社会学、哲学、教育学など幅広く科学の知識を使って人間の生活・健康・幸福・環境などを研究テーマとする「**人間科学**」を基盤としているのです。

　「看護の根と分枝」の挿し絵からも、看護には多彩な学問が必要であることがわかります。近代看護の祖であるナイチンゲールは、準貴族の家柄に生まれ、幅広く学問を学んだ教養高い女性でした。ですから、統計学を使いクリミア戦争での看護の効果を死亡率の低下というデータで示したり、ナイチンゲール方式を生み出して看護師の養成に力を注いだり、病院建築や公衆衛生にまで影響を及ぼす功績を世に残せたのです。彼女の著作を見ると、看護に関するものだけでなく多くの分野の文献があることがわかります（**表2**）。

　看護教育の大学化が進んでいるのは、看護職に就く者に、幅広く一般教養を身につけてもらうためです。**人間科学を基盤として体系化されている看護学を理解して、それを実践に移し、実践の中から自ら問いを見つけ、一般教養を**

■■ 表2 ナイチンゲールの著作

	テーマ	編数（翻訳があるもの）
1	看護に関する文献	47編（28編）
2	イギリス陸軍に関する文献	11編（4編）
3	インドおよび植民地の福祉に関する文献	39編（1編）
4	病院に関する文献	8編（2編）
5	統計学に関する文献	3編（0編）※
6	社会学に関する文献	9編（5編）
7	回顧録と献辞	8編（1編）
8	宗教および哲学に関する文献	4編（1編）
9	そのほかの文献（種々雑多な記事）	21編（5編）

※ 5の文献に関する翻訳は0となっているが、4の文献と重複するところがある。

（金井一薫：実践を創る新看護学原論―ナイチンゲールの看護思想を基盤として．現代社；2012. p.204-205より作成）

使って看護を創造していくことのできる人材を育てたいからです。

　基礎教育では、素地を作る程度のことしかできません。看護学を実践に活用し、看護学を発展させていく看護職者を育てていくのは、卒業後の教育、先輩たちの日々の看護への姿勢なのです。

引用文献

1）小山田恭子・古山亜紀：教育背景と看護実践能力との関連に関する文献検討―自記式質問紙調査を用いた研究結果の質的統合．聖路加国際大学紀要．2020；6：17-25.
2）薄井坦子：看護学原論講義．改訂版．現代社；1994. p.9.
3）前掲2）. p.5.
4）小玉香津子：看護学―小玉香津子講義集．ライフサポート社；2013. p.148-149.
5）前掲4）. p.147.
6）前掲4）. p.146.

6 看護学教育における「プロフェッショナリズム教育」

1) 基礎教育で重視される「プロフェッショナリズム教育」

　皆さんの施設では、「プロフェッショナリズム」を育むことができますか？また、育むための機会を病棟単位のカンファレンスや勉強会、施設の研修などとして設けていますか？

　近年、医療系の基礎教育では、「プロフェッショナリズム教育」が重要視されるようになってきました。看護学の基礎教育で「プロフェッショナル」という言葉が登場したのは、2017 年に出された「看護学教育モデル・コア・カリキュラム」[1]の中でした。モデル・コア・カリキュラムとは、各大学が「カリキュラム（基礎教育の間に学修する内容（教育内容）を、学年や学期などで順を追って並べたもの）」を作成する際に参考とするよう、どの大学でも共通して取り組むべき核となる部分を表したものです。ちなみに、このモデル・コア・カリキュラムは、医学・歯学教育[2,3]は 2001 年、薬学教育では 2003 年[4]に最初のモデルが作成され、その後、社会の情勢や学生の状況に合わせて改訂されてきています。

　表3に、それぞれのモデル・コア・カリキュラムで示されている「求められる人材の基本的な資質・能力」をまとめました。看護学・医学・歯学がプロフェッショナリズムを一番最初に掲げ、薬学は「プロフェッショナリズム」という言葉ではありませんが、上位に「使命」「倫理観」を挙げています。医療者としての基本的な資質・能力として、「プロフェッショナリズム教育」が基礎教育で重要視されていることがわかります。

　しかし、私自身、「プロフェッショナリズム教育」というかたちで授業や研修を受けてきませんでしたし、「プロフェッショナリズム」というものは、経験を積むことで少しずつ育っていくものだと思っていました。ですから、授業として「プロフェッショナリズム教育」を組み立てるとしたら、何を、どの程

■■ 表3 看護学・医学・歯学・薬学のモデル・コア・カリキュラムでの基本的な資質・能力

看護学教育モデル・コア・カリキュラム（平成29年）	医学教育モデル・コア・カリキュラム（平成28年度改訂版）歯学教育モデル・コア・カリキュラム（平成28年度改訂版）	薬学教育モデル・コアカリキュラム（平成25年度改訂版）
A 看護系人材（看護職）として求められる基本的な資質・能力	A 医師・歯科医師として求められる基本的な資質・能力	A 基本事項
1. **プロフェッショナリズム** 2. 看護学の知識と看護実践 3. 根拠に基づいた課題対応能力 4. コミュニケーション能力 5. 保健・医療・福祉における協働 6. ケアの質と安全の管理 7. 社会から求められる看護の役割の拡大 8. 科学的探究 9. 生涯にわたって研鑽し続ける姿勢	1. **プロフェッショナリズム** 2. 医学知識と問題対応能力 3. 診療技能と患者ケア 4. コミュニケーション能力 5. チーム医療の実践 6. 医療の質と安全の管理 7. 社会における医療の実践 8. 科学的探究 9. 生涯にわたって共に学ぶ姿勢	1. **薬剤師の使命** 2. **薬剤師に求められる倫理観** 3. 信頼関係の構築 4. 多職種連携協働とチーム医療 5. 自己研鑽と次世代を担う人材の育成

度、どのように教えるのかという点で難しさを感じました。

ここでは、「プロフェッショナリズム」の意味すること、という基本的なところから押さえて、この教育が目指すものを整理したいと思います。

2)「プロフェッショナリズム」とは何か

「プロフェッショナリズム」の前に、「プロフェッショナル」とは何かを確認しましょう。デジタル大辞泉では、プロフェッショナル（professional）は名詞として「専門家」「本職」、形容動詞として使えば、「職業的、専門的であるさま」ということになります。複数形の（professionals）で、プロ集団や職業全体のことを表すのにも使われます。

プロフェッショナルのPROFESSの意味は、「神の前で誓う」です。「人のために尽くすことを神に誓うことが求められる仕事」が専門職とされ、元々は神父、医師、弁護士の3つが専門職と呼ばれていました。これら3つの職業は営利ではなく人々の安寧、つまり「公益」を神に誓うことが求められた職業だったからです。現在では、専門的な知識や技術をもつことだけでなく、一流の仕事をし、業界の中で地位を築いている人物についても「プロフェッショナル」と呼んでいます。

では、「プロフェッショナリズム」はどのような意味になるのでしょう。「プロフェッショナル」に「イズム（ism）」がついて「プロフェッショナリズム」となります。この「イズム」は、デジタル大辞泉によると「1 主義。主張。学説」「2 多く固有名詞の下に付いて、特有な主義・流儀・傾向などの意を表す」となります。ですから、プロフェッショナリズムは、「一つの物事を専門的に行っている人の主義・流儀」という風にとらえることができます。

プロフェッショナリズムの定義や教育の方法については、世界でさまざまな議論がなされていますが、端的にいえば、「患者・社会から医療者が信頼を得るためのもの」[5]であり、専門職業に固有の態度や行動を特徴づけ[6,7]、仕事役割を遂行するために必要な志向とされています[8,9]。

プロフェッショナリズムの構成概念について、看護学のプロフェッショナリズム（**図8**）では「大学での科学的教育」がその軸となり、「倫理綱領の遵守」「看護理論の発展・実施・評価」「研究の発展・実施・評価」「出版活動とコミュニケーション」「継続教育能力」「地域貢献志向」「自己調整と自律性」「専門組織への参加」の8つの内容[10]が、また、医学のプロフェッショナリズム（**図9**）では、「臨床能力」「コミュニケーション技術」「倫理的・法的解釈」を基盤として「卓越性」「人間性」「説明責任」「利他主義」の4つの内容が示されています[11]。

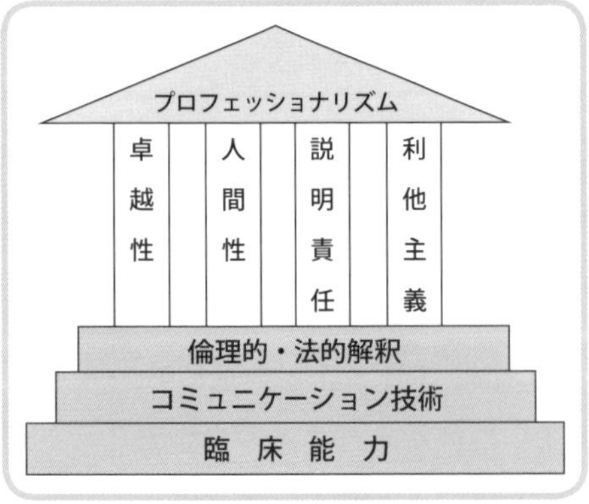

さらに、2016年に医療プロフェッショナリズムの概念を検討した研究では、医学や看護学など医療の専門分野でプロフェッショナリズムの概念が述べられている宣言・憲章・声明文・指針・倫理綱領などに基づき、その構成概

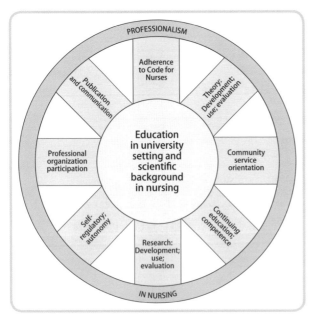

●● 図8 看護学におけるプロフェッショナリズム
（The wheel of professionalism in nursing.（Reprinted with permission：Wheel of Professionalism in Nursing. ©1984, Barbara Kemp Miller.））

●● 図9 医学におけるプロフェッショナリズム

■■ 表4 医療プロフェッショナルの構成概念

分野	領域
医療専門職の基礎となる人格形成と能力	医療専門職の基盤となる人格形成と社会的スキル
	高いスキルと知識に基づく実践
患者・自職種・多職種との相互作用	患者中心のケアの提供
	専門職との連携・協働
	組織環境の整備
社会的責任を果たす	コミュニティ、専門職集団、社会への貢献
	法や倫理綱領を理解し、社会的責任を全うする

(文献12）より一部抜粋)

念を表4のように明らかにしています[12]。この研究では、1990年以降、「科学的根拠に基づく治療・ケア」「多職種連携・協働におけるコンフリクトマネジメント」「(患者が他施設に移行する際の安全なケアの継続を意味する)ハンドオーバー」「安全文化の普及・推進」「マスメディアの利用と情報提供のあり方」といった概念が付け加わるとともに、医療者の役割が「いかに専門職の意思決定に患者を参加させるか」から「患者の意思決定をいかにサポートするか」へと内容が変化していると説明しています。

　また、プロフェッショナリズムを構成する内容は幅広く、「ヒューマニズム」「倫理」「スピリチュアリティ」など、医療者として大切にしてきたこれらのことをすべて包含する広い概念[13]とする研究もあります。

　このように広い内容から構成されているので、何に照らして教えればよいのか、学べばよいのか、つかみづらいことがわかります。

　「プロフェッショナリズム」が倫理も含むということから考えると、看護学には「倫理綱領」があります。国際看護師協会の「ICN看護師の倫理綱領」や、日本看護協会の「看護職の倫理綱領」を読んでみると、「プロフェッショナリズム」を構成する内容がおおむね網羅されていますので、「プロフェッショナリズム」を学ぶ際の拠り所となりそうです。ここに挙げられている内容の一つひとつを、基礎教育から現任教育まで継続して取り上げて学び、看護職者としての「プロフェッショナリズム」を育み、経験とともに強化していかなければならないのです。

　「プロフェッショナリズム教育」は「専門職者個人および専門職集団としての組織の看護を問う」教育といえそうです。

　いかがでしょう。皆さんの施設では、看護の専門性を強化するプロフェッショナリズム教育は行われていますか？

ICN 看護師の倫理綱領：倫理綱領の基本領域

<u>1.　看護師と人々</u>

・看護師の専門職としての第一義的な責任は、看護を必要とする人々に対して存在する。

・看護師は、看護を提供するに際し、個人、家族および地域社会の人権、価値観、習慣および信仰が尊重されるような環境の実現を促す。

・看護師は、個人がケアや治療に同意する上で、正確で十分な情報を、最適な時期に、文化に適した方法で確実に得られるようにする。

・看護師は、個人情報を守秘し、これを共有する場合には適切な判断に基づいて行う。

・看護師は、一般社会の人々、とくに弱い立場にある人々の健康上のニーズおよび社会的ニーズを満たすための行動を起こし、支援する責任を社会と分かち合う。

・看護師は、資源配分および保健医療、社会的・経済的サービスへのアクセスにおいて、公平性と社会正義を擁護する。

・看護師は、尊敬の念をもって人々に応え、思いやりや信頼性、高潔さを示し、専門職としての価値を自ら体現する。

<u>2.　看護師と実践</u>

・看護師は、看護実践および、継続的学習による能力の維持に関して、個人として責任と責務を有する。

・看護師は、自己の健康を維持し、ケアを提供する能力が損なわれないようにする。

・看護師は、責任を引き受け、または他へ委譲する場合、自己および相手の能力を正しく判断する。

・看護師はいかなるときも、看護専門職の信望を高めて社会の信頼を得るように、個人としての品行を常に高く維持する。

・看護師は、ケアを提供する際に、テクノロジーと科学の進歩が人々の安全、尊厳および権利を脅かすことなく、これらと共存することを保証する。

・看護師は、倫理的行動と率直な対話の促進につながる実践文化を育み、守る。

<u>3.　看護師と看護専門職</u>

・看護師は、看護実践、看護管理、看護研究および看護教育の望ましい基準を設定し実施することに主要な役割を果たす。

・看護師は、エビデンスに基づく看護の実践を支援するよう、研究に基づく知識の構築に努める。

・看護師は、専門職の価値の中核を発展させ維持することに、積極的に取り組む。

・看護師は、その専門職組織を通じて活動することにより、看護の領域で、働きやすい労働環境をつくり出し、安全で正当な社会的経済的労働条件を維持する。

・看護師は、自然環境が健康に及ぼす影響を認識し、実践において自然環境の保護と維持を図る。

・看護師は、倫理的な組織環境に貢献し、非倫理的な実践や状況に対して異議を唱える。

<u>4.　看護師と協働者</u>

・看護師は、看護および他分野の協働者と協力的で相互を尊重する関係を維持する。

・看護師は、個人、家族および地域社会の健康が協働者あるいは他の者によって危険にさらされているときは、それらの人々や地域社会を安全に保護するために適切な対応を図る。

・看護師は、協働者がより倫理的な行動をとることができるように支援し、適切な対応を図る。

訳注：この文書中の「看護師」とは、原文では nurses であり、訳文では表記の煩雑さを避けるために「看護師」という訳語を当てるが、免許を有する看護職すべてを指す。

THE ICN CODE OF ETHICS FOR NURSES Revised 2012
Copyright © 2012 by ICN–International Council of Nurses, 3, Place Jean–Marteau, 1201 Geneva（Switzerland）
ISBN：978–92–95094–95–6
https://www.icn.ch/sites/default/files/inline-files/2012_ICN_Codeofethicsfornurses_%20eng.pdf（最終アクセス日 2021
年 6 月 24 日）

ICN 看護師の倫理綱領（2012 年版）
https://www.nurse.or.jp/nursing/international/icn/document/ethics/index.html（最終アクセス日 2021 年 6 月 24 日）
2013 年 7 月　公益社団法人日本看護協会訳

看護職の倫理綱領

前文

　人々は、人間としての尊厳を保持し、健康で幸福であることを願っている。看護は、このような人間の普遍的なニーズに応え、人々の生涯にわたり健康な生活の実現に貢献することを使命としている。

　看護は、あらゆる年代の個人、家族、集団、地域社会を対象としている。さらに、健康の保持増進、疾病の予防、健康の回復、苦痛の緩和を行い、生涯を通して最期まで、その人らしく人生を全うできるようその人のもつ力に働きかけながら支援することを目的としている。

　看護職は、免許によって看護を実践する権限を与えられた者である。看護の実践にあたっては、人々の生きる権利、尊厳を保持される権利、敬意のこもった看護を受ける権利、平等な看護を受ける権利などの人権を尊重することが求められる。同時に、専門職としての誇りと自覚をもって看護を実践する。

　日本看護協会の『看護職の倫理綱領』は、あらゆる場で実践を行う看護職を対象とした行動指針であり、自己の実践を振り返る際の基盤を提供するものである。また、看護の実践について専門職として引き受ける責任の範囲を、社会に対して明示するものである。

本文

1. 看護職は、人間の生命、人間としての尊厳及び権利を尊重する。
2. 看護職は、対象となる人々に平等に看護を提供する。
3. 看護職は、対象となる人々との間に信頼関係を築き、その信頼関係に基づいて看護を提供する。
4. 看護職は、人々の権利を尊重し、人々が自らの意向や価値観にそった選択ができるよう支援する。
5. 看護職は、対象となる人々の秘密を保持し、取得した個人情報は適正に取り扱う。
6. 看護職は、対象となる人々に不利益や危害が生じているときは、人々を保護し安全を確保する。
7. 看護職は、自己の責任と能力を的確に把握し、実施した看護について個人としての責任をもつ。
8. 看護職は、常に、個人の責任として継続学習による能力の開発・維持・向上に努める。
9. 看護職は、多職種で協働し、よりよい保健・医療・福祉を実現する。
10. 看護職は、より質の高い看護を行うために、自らの職務に関する行動基準を設定し、それに基づき行動する。
11. 看護職は、研究や実践を通して、専門的知識・技術の創造と開発に努め、看護学の発展に寄与する。
12. 看護職は、より質の高い看護を行うため、看護職自身のウェルビーイングの向上に努める。
13. 看護職は、常に品位を保持し、看護職に対する社会の人々の信頼を高めるよう努める。
14. 看護職は、人々の生命と健康をまもるため、さまざまな問題について、社会正義の考え方をもって社会と責任を共有する。
15. 看護職は、専門職組織に所属し、看護の質を高めるための活動に参画し、よりよい社会づくりに貢献する。
16. 看護職は、様々な災害支援の担い手と協働し、災害によって影響を受けたすべての人々の生命、健康、生活をまもることに最善を尽くす。

（日本看護協会：看護職の倫理綱領. 日本看護協会；2021 より改変）

3）「プロフェッショナリズム教育」が必要となってきた背景

（1）発端は医療事故への反省

　20世紀の後半には医学やテクノロジーが急速に発展し、新しい検査・治療法が開発されるようになりました。その結果として、医療者個人には、膨大な知識と高度な技術の修得、生涯にわたって学び続けることが必要となりました。また、技術の高度化や複雑化に伴って医療の専門領域も細分化し、多職種での医療提供も増えてきました。たしかに、従来治らないとされた疾患にも治癒の希望がもてるようになりましたし、侵襲性の高い治療もそれまでよりは苦痛なく受けられるようになっています。

　しかし一方で、個人の業務の多重化や多職種がかかわることによるコミュニケーションエラーなどから、医療事故につながる例も多くみられるようになりました。そして、医療過誤や医療事故に関するマスメディアの報道によって、医療専門職者に対する患者・社会の目も厳しくなってきたのです。

　1990年にアメリカで発刊された『人は誰でも間違える』[14]は、医療過誤による年間の死亡者がエイズ死や交通事故死よりも多いことを明らかにし、医療安全に対するシステムづくりの重要性を世界に発信しました。この書籍の発刊は全米で医療安全に関する論争を巻き起こし、世界中で医療安全に関する教育・システムづくりに力を入れるようになりました。医療専門職が自分たちの固有の態度や行動を特徴づけ、専門職集団の役割であるプロフェッショナリズムを再度見直し、社会に公表することで、自らを律するとともに社会から信頼を得ようとする動きも強まってきたのです。

（2）倫理規定を土台にしたプロフェッショナリズム

　多職種連携の医療チームの中でも、看護職者はクライエントを統合的にとらえます。そして、健康問題や環境の変化など、その人がさまざまに体験していることに対する反応を「生活」という視点で継続的にみて支援していきます。看護職者は、クライエントの立場から医療を見ているのです。ですから、**われわれ看護職者がプロフェッショナリズムを育み強化していくことは、クライエント中心の医療を展開していくうえで非常に大切**になってきます。

　プロフェッショナリズムについて看護学がどのように扱ってきたのかについて、倫理規定の視点から考えてみます。なぜなら、今のところ倫理規定が、プロフェッショナルを考える基盤となるからです。

　医療における倫理的な問題を世界で最初に取り上げたのは、「ニュルンベルク綱領」（1947 年）です。これは人体実験に対する規範です。これに引き続き、世界医師会が「ジュネーブ宣言」（1948 年）を、日本医師会が「医師の倫理」（1951 年）を出しています。

　看護については、アメリカ看護師協会（ANA）が「看護婦の規律」（1950 年）および「看護婦の倫理国際規律」（1953 年）を出し、それぞれ改訂を繰り返して現在に至っています。

　一方、日本は、かなり遅れていました。日本看護協会が倫理規定を策定したのは、世界の動きから 30 年以上も経った 1988 年です。それまで、終戦から 1960 年代後半頃までは奉仕的精神が強調され、医師の権限や組織の規律、秩序への服従が重視され、看護師のあり方は冷静さ、従順、清楚さといった態度の一側面が重んじられていました。民主主義が進む中、これらはあまりにも窮屈となり、1988 年に新しい「倫理規定」が策定されるのですが、それまでの約 20 年は、「看護倫理」空白の時代だとされています[15]。

　1990 年代に入ると医療を取り巻く社会の状況も大きく変化し、日本看護協会は、「ICN 看護師の倫理綱領」（2000 年改訂）を踏まえて、「看護者の倫理綱領」（2003 年）を公表したのです（2021 年に改訂）。しかし、倫理教育を基礎教育で重視するような確かな決まりなどはなく、現実には、社会的な人権尊重の機運の高まりや医療者の倫理観を問うような事件を踏まえて、基礎教育と卒後教育の両方で倫理教育が行われるようになりました。

　そこには温度差もあるでしょうし、内容の偏りも生じていると思われますが、そのような中、看護の基礎教育において、看護職者の倫理を超えた「プロフェッショナリズム」がモデル・コア・カリキュラムに掲げられました。モデル・コア・カリキュラムの公表は 2017 年ですが、ここに至るまでに出された 2 つの報告書[16,17]には、看護実践は 5 つの能力群から構成されていること、その 5 番目に「専門職者として研鑽し続ける基本能力」があり、「20）看護専門職としての価値と専門性を発展させる能力」の「教育の内容」として「プロフェッショナリズム」が明記されています（**表 5**）。

　大学教育で備えるべき看護職者としての基本的な資質・能力の一番目に「プロフェッショナリズム」が掲げられたことから、看護の専門性とは何か、私たちが将来果たす責務について、しっかりと考える素地を養うことがとても大切だといえるでしょう。この素地をどのように臨地で伸ばしていくのかは、指導者にかかっています。業務ができる・できないだけでなく、今日一日、看護

■■ 表5 専門職者として研鑽し続ける基本能力

看護実践能力		卒業時の到達目標	教育の内容	学習成果
群	能力			
V 専門職者として研鑽し続ける基本能力	19) 生涯にわたり継続して専門的能力を向上させる能力	(1) 日々の自己の看護を振り返り、自己の課題に取り組む重要性について説明できる。 (2) 専門職として生涯にわたり学習し続け、成長していくために自己を評価し管理していく重要性について説明できる。	□看護の振り返り（Reflection）の方法 □自己洞察 □役割モデルの活用 □批判的分析力 □論理的思考 □情報リテラシー（情報活用力） □研究方法の活用 □キャリアマネジメント □生涯学習とその機会 □自己教育力	□自己の看護の向上に向けて、看護の振り返りや自己洞察の重要性について説明できる。 □専門職としての成長に必要な批判的分析力、論理的思考力の意義について説明できる。 □看護の課題を解決するために、情報リテラシー（情報活用力）を活用することができる。 □専門職としてのキャリア発達の過程や生涯学習の意義について説明できる。 □専門職としての自己管理や自己主張の意義について説明できる。 □長期的展望に立ち自己学習計画をもつ意義について説明できる。 □自己学習や自己教育力が専門職には重要な要件であることを説明できる。 □指導の下で自己評価及び他者評価を踏まえた自己の課題を見いだし、取り組むことができる。
	20) 看護専門職としての価値と専門性を発展させる能力	(1) 看護専門職の専門性を発展させていく重要性について説明できる。	□看護の定義とその歴史 □看護学の歴史と発展過程 □医療の歴史 □プロフェッショナリズム □看護職能団体とその活用 □看護政策 □保健師助産師看護師法 □看護実践の範囲・資格・法律 □看護実践と研究の連動と発展	□科学の発展や社会の動向から影響を受けて、看護学が発展してきたことについて説明できる。 □看護実践と看護研究の連動を理解し、研究が看護学の発展に果たす役割について説明できる。 □社会政策や看護政策が看護学の発展に影響を及ぼしてきたことについて理解できる。 □看護の専門性や価値について、自分なりの意見を持つことができる。 □さらに発展が求められる看護の専門性について、自分なりの意見を持つことができる。

　独自のケアを行ったのかを批判的に考え、判断したうえでのケアであったかを先輩自らが振り返る姿を見せるとともに、後輩にも問い続け、考えさせる場としてOJTを行うことが求められているのです。

4) 「プロフェッショナリズム教育」が目指すもの

　看護職者は「プロフェッショナル」ですか？　社会からそう認められていますか？　かつて、看護職者はセミプロフェッショナルと呼ばれていた時代もありますが、今ではプロフェッショナルととらえられています[18,19]。私もそうあるべきだと思っています。

　しかし、そうでない見解もあるようです。1970年前後には、看護師の専門職化についての多くの議論がなされました。当時の看護師の専門職化については、「看護師の業務が医師の指示から完全に自律することが難しい」「看護学の科学としての体系化が不十分」「専門職に相応する高い教育水準が維持されていない」「専門職的権威や高い社会的評価を得ていない」などの理由から、看護師が専門職として確立するうえでの多くの課題があると指摘されています[20-22]。また、2000年代に入ってからも、このような社会からのイメージは残っており、看護師自らが、自律した専門職としての姿をメディアなどを通じて社会に表現していくことが大切であるとの指摘もあります[23]。

　看護職者は、「医師の指示の下、指示されたことをする人」でも「身の回りのお世話をする人」でもありません。**看護の対象となる人を専門的な知識と技術で観察し、得た情報を分析して、その人とその人の生活のありようを、その人の人生観や健康観に合わせて整えていく専門家**です。医師の指示を考えもなく遂行するのではなく、提供するケアは看護独自の思考過程から導き出しています。つまり、ナイチンゲール以降、先人たちがつくり上げてきた理論を実践に活かす専門家です。

　しかし、最近感じていることがあります。リスクマネジメントが重視されマニュアル化が進み、クリティカルパスが出回るうえに在院日数が短くなり、患者の重症化・高齢化によって多忙となると、私たちが専門職者であるために一番大切な、理論を実践に活かす、つまり「専門家として考える」部分が弱くなっているように感じます。看護過程の項で述べたように、「アセスメントが苦手」ということがよくわかります。

　医学やテクノロジーが発展する中、多職種が連携してクライエント中心の医療を提供していくことが、これからますます求められます。看護師が医師の指示の下で診療の補助を行うという法律上の原則は変わりませんが、看護職者が自律的に判断しクライエントとかかわる場面は多々あるのです。病院という治療中心の特殊な場では、特に、「看護職者としてどのように考えたか、

どのように行動したか」を意識的に問うことをしないと、「看護のプロフェッショナル」を見失います。

　看護学におけるプロフェッショナリズム教育は、看護職者がプロフェッショナルであり続けるためのものです。また、看護職者としてのアイデンティティを強化するものです。

　近年、医学教育では、プロフェッショナル・アイデンティティ形成およびこれを達成する方略の開発が、プロフェッショナリズム教育のゴールであるとされています[24]。そして、プロフェッショナリズム教育は、これまでの経験、ロールモデルや患者とのかかわり、経験学習、知識の修得などによる社会化[25]の長い経過を通じて行われ、社会化の結果、医療専門職としての特性、価値観、規範が内在化され自我を獲得し、学習者が「医師らしく考え、行動し、感じる」ようになることで、社会から求められる「よい医師」となる[24]とされています。

　看護学教育的に表現すると「看護職者らしく考えて、行動し、感じる」ようになり、社会から「よい看護職者」として認められるように、私たちも日々研鑽しなければならないということです。それを目指して、日々、後輩とかかわらなければなりません。この教育に終わりはないのです。

　看護職者であり続ける限り、自らに「看護とは何か」「看護職の専門性は何か」を問い続け、経験を増すごとに看護職者としてのプロフェッショナリズムが強化され、価値観に幅と厚みが出て、それに伴った判断と行動を後輩や社会に見せていけるようにならなければと感じています。

引用文献

1）大学における看護系人材養成の在り方に関する検討会：看護学教育モデル・コア・カリキュラム～「学士課程においてコアとなる看護実践能力」の修得を目指した学修目標～，文部科学省；2017．p.13-18.

2）モデル・コア・カリキュラム改訂に関する連絡調整委員会，モデル・コア・カリキュラム改訂に関する専門研究委員会：医学教育モデル・コア・カリキュラム（平成28年度改訂版）．文部科学省；2016．p.15-20.

3）モデル・コア・カリキュラム改訂に関する連絡調整委員会，モデル・コア・カリキュラム改訂に関する専門研究委員会：歯学教育モデル・コア・カリキュラム（平成28年度改訂版）．文部科学省；2016．p.15-20.

4）薬学系人材養成の在り方に関する検討会：薬学教育モデル・コアカリキュラム（平成25年度改訂版）．文部科学省；2013．p.19-22.

5）宮田靖志：特集：3. プロフェッショナリズム教育の10の視点．医学教育．2015；46（2）：126-132.

6）Evans L：Professionalism, professionality and the development of education professionals. British Journal of Educational Studies. 2008；56（1）：20-38.

7）Hammer DP：Professional attitudes and behaviors：The "A's and B's" of professionalism. American Journal of Pharmaceutical Education. 2000；64（4）：455-464.

8）Ginsburg S, Regehr, G, Stern D et al.：The anatomy of the professional lapse：Bridging the gap between traditional frameworks and students' perceptions. Academic Medicine. 2002；77（6）：516-522.

9）長尾周也：プロフェッショナリズムの研究：（1）プロフェッションおよびプロフェッショナル．大阪府立

大学経済研究．1980；25（1）：18-49.

10）Michiko Tanaka：Doctoral Dissertation Nursing Professionalism：A National Survey of Professionalism among Nurses. Department of health Sciences, Graduate School of Medical Sciences. Kyushu University；2013.

11）デヴィッド・トーマス・スターン 編著，天野隆弘監修：医療プロフェッショナリズムを測定する―効果的な医学教育をめざして．慶應義塾大学出版会；2011．p.17-41.

12）山本武志・河口明人：医療プロフェッショナリズム概念の検討．北海道大学大学院教育学研究院紀要．2016；126：1-18.

13）Inui TS et al., 朝比奈真由美訳：第6章プロフェッショナリズム教育・学習への支援―教育環境と学生の"航海術"の変革．リチャード・クルーズ，シルヴィア・クルーズ，イヴォンヌ・シュタイナート編著，日本医学教育学会倫理・プロフェッショナリズム委員会監訳：医療プロフェッショナリズム教育―理論と原則．日本評論社；2012．p.114.

14）L．コーン，J．コリガン，M．ドナルドソン編，米国医療の質委員会医学研究所著，医学ジャーナリスト協会訳：人は誰でも間違える―より安全な医療システムを目指して．日本評論社；2000.

15）高田早苗：看護倫理をめぐる議論．日本看護協会編：看護白書平成15年版．日本看護協会出版会；2003．p.4-19.

16）大学における看護系人材養成の在り方に関する検討会：大学における看護系人材養成の在り方に関する検討会最終報告．文部科学省；2011.

17）代表者・高知女子大学看護学部野嶋佐由美：平成22年度先導的大学改革推進委託事業―看護系大学におけるモデル・コア・カリキュラム導入に関する調査研究報告書．文部科学省；2011.

18）Wang S & Liu Y：Impact of professional nursing practice environment and psychological empowerment on nurses' work engagement：Test of structural equation modeling. Journal of Nursing Management. 2015；23（3）：287-296.

19）Williams B：The theoretical links between problem-based learning and self-directed learning for continuing professional nursing education. Teaching in Higher Education. 2001；6（1）：85-98.

20）アミタイ・エツィオーニ著，渡瀬浩訳：現代組織論．至誠堂；1967．p.134-137.

21）エリオット・フリードソン著，進藤雄三・宝月誠訳：医療と専門職支配．恒星社厚生閣；1992．p.20-22.

22）天野正子：看護婦の労働と意識．社会学評論．1972：30-33.

23）Hoeve Y T, Jansen G, Roodbol P：The nursing profession：public image, self-concept and professional identity. A discussion paper. Journal of Advanced Nursing. 2014；70（2）：295-309.

24）Cruess RL, Cruess SR et al.：Reframing medical education to support professional identity formation. Acad Med. 2014；89：1446-1451.

25）Cruess RL, Cruess SR et al.：A schematic representation of the professional identity formation and socialization of medical students and residents：a guide for medical educators. Acad Med. 2015；90：1-8.

「プロフェッショナル」とエキスパート、ベテラン、スペシャリスト、玄人との違い

■エキスパート:「プロフェッショナル」の意味する専門家よりも熟練者で、「ある分野で経験を積み、高度な知識と技術をもった人」という感じです。また、プロフェッショナルは集団にも用いますが、エキスパートはあくまで個人に対して使います。

■ベテラン:「あの看護師はベテランだから……」などと言うことがあります。ベテラン（veteran）の語源は「old」、意味は「退役軍人」です。海外では、退役軍人は国を守ってきたという誇りがあり、また、社会からも敬意を払われます。この言葉が日本に入ってくる中で、退役軍人→軍人としての経験が長い→技術が豊富な人→経験のある人、と意味が変化していったのではないかといわれています。エキスパートに近い表現ですが、やはり、その職場に長くいた古い人でないと当てはまらないように思えます。

■スペシャリスト:「プロフェッショナル」はその分野全体の専門的な知識があり、自分で判断して仕事を行い責任も取るのですが、専門家の中でもスペシャリストは「ある特定の分野に長けている人」に使います。

■玄人（くろうと）：一つの物事で経験を積み、高い技術を有している人を指す言葉です。職業に限らず、武術や演芸の達人など、特定の分野を長く続けて熟練している人に対しても使われます。ちなみに素人（しろうと）は、デジタル大辞泉では「経験が浅く、未熟な人。その道で必要な技能や知識をもっていない人。また、その事を職業・専門としていない人」を指します。

＊

　私は、学生には、「プロフェッショナル」な看護職者になってほしいと思っています。

第 2 章

臨地の指導者に求められる 5 つの力

看護過程を展開する力

第1章では、現在、私が学生に向けて行っている授業「看護学概論」のエッセンスに、看護学教育モデル・コア・カリキュラムで取り上げられている「看護のプロフェッショナリズム」も加えて紹介してきました。それを踏まえて、本章では、私が考える「臨地の指導者に求められる5つの力」について説明します。

これからの指導者に求められる5つの力を、次のように考えています。

指導者に求められる5つの力
①看護過程を展開する力
②伝える力（書く・話す）
③対人関係を築く力
④指導する力
⑤生涯にわたって自己研鑽する力

一つずつみていきましょう。

1）看護過程の発展のプロセス

第1章では、看護過程を展開する技術が重要であることについて以下のように説明しました。

「看護過程の展開は、看護がたしかに専門領域であることの証ですし、きちんとした看護過程を展開すれば個別性のあるものになるので、質が高く対象のニーズに合った看護を保証することにつながります。ですから、看護過程を展開する技術は大切なのです。」

ここでは、看護過程がどのように生まれ、現在に至っているのかを押さえておきます。

今から70年ほどさかのぼる1948年、アメリカで『ブラウンレポート（原

題；Nursing for the Future)』が発表されました。このレポートは必ず「看護学概論」の授業で取り上げる重要な資料ですので、ぜひとも知っておいていただきたいものです。

　このレポートには2000人以上の人々が関与し、半年にわたる話し合いから採択された意見や方法などが示されています。そして、「専門職業看護婦の育成には高度の教育機関が必要であること」「学問的に教育された専門看護婦はそれにふさわしい自覚を持ち、そのサービスには正当な報酬が支払われるべきであること」といった提言がなされたのです[1]。これは、戦後の平和な未来を見据えた看護職のありようと、「看護とは何か」の問い直しであると思います。

　このレポートの訳本（1966年刊行）の冒頭には、「18年を経た今日、アメリカではもうこのビジョンが現実化されており」[2]とあります。アメリカでは戦後、このレポートの発表後に看護学の高等教育化が急ピッチで進んだことが想像できます。看護学の高等教育化は、看護実践を経験的に伝えるのではなく、**行為に至る看護職者の思考過程にひそむ法則性を一般化して、看護を学問（科学）としていくことを意味します。**

　1955年には、看護が対象へ提供される過程（プロセス）についてリディア・

■■■表6 看護過程のステップの発達経過

著者	発表年	視点	ステップ
Johnson	1959	看護問題の分析過程	アセスメント、決定、行為
Orlando	1961	看護婦の行為の要素	患者の行動、看護婦の反応、看護婦の患者の利益のために計画した行為
Wiedenbach	1963	患者の要請の充足に看護婦のとるステップ	患者援助ニーズの確認、援助の実施、援助の評価
Yura & Walsh	1967	同上	アセスメント、計画、実施、評価
Block	1974	同上	データ収集、問題の明確化、計画、評価
Roy	1975	同上	データ収集、看護診断、看護行為の計画、実施、評価
Mundinger & Jauron	1975	同上	データ収集、看護診断、計画、実施、評価

（松木光子：我が国における看護診断の発達と課題．看護診断．1996；1（1）：45より）

E・ホールが「看護過程」と初めて表現し、看護実践について、「at；患者の立場で」「to；患者と向き合い」「for；患者のために」「with；患者とともに」というように、前置詞で説明しています[3]。

指導者に求められる力の中でも、この「看護過程を展開する力」は、看護職が専門職であることの基盤となる力といっても過言ではないのです。 これ以降、**表 6** にあるように、多くの研究者らによって看護過程のステップが提示され[4]、現在では、「①アセスメント、②問題の明確化（看護診断）、③計画、④実施、⑤評価」の 5 つのステップが一般的となっています。

2）専門的知識と看護理論を土台にしたアセスメント

「アセスメント」が看護実践の根拠となる重要な部分であることは、第 1 章でも説明してきました。ここでは、アセスメントを強化するために大切なことを押さえておきます。

（1）クライエントからの直接および間接による情報収集

皆さんは看護職者として、クライエントのどのような情報を必要としますか？　一番近い勤務日に行った情報収集を思い出しながら、次の申し送りを読んでみてください。

申し送りの例

　○○△△さん、心不全、94 歳です。入院して 5 日目です。

　バイタルサインは、心房細動は入院前からみたいで、血圧は 110 台で落ち着いてきています。今朝、酸素 2 L を中止して、SpO_2 96〜97％、指示は 93％以下でドクターコールです。血液データは改善に向かっています。

　今日は、胸のレントゲンが午後あります。食事は減塩 6 g で、50〜60％くらい摂取しています。便が 2 日出ていません。本日出なければ、指示の緩下剤を使ってください。

　薬は毎食後に内服があります。朝の内服は済んでいます。お昼の内服お願いします。安静度は今朝から病棟内フリーになっています。清潔ケアの指示は清拭です。

　そのほか、飲水、便秘時、血圧、脈、不眠時の医師の指示が出ています。

これは、どこかにありそうなナースの申し送りです。もちろん架空です。この申し送りで患者を把握できますか？　申し送りだけで情報を得るわけではないので、自ら、カルテや患者本人からも情報を得るでしょう。その「情報の取り方」と、「どのような情報を取ったか」が重要です。

上記の内容だけでも、本日行う「業務」はわかります。新人でも、少し慣れてくれば大丈夫でしょう。たとえば、バイタルサインと経過記録の欄にある観

察項目を観察する、清拭をして、配膳・与薬、トイレ介助、飲水量のチェック、排尿・排便の回数を確認し、レントゲン検査への車いすでの送迎を補助者に依頼して、状態を午前と申し送り前にリーダーに報告して……というように。

　しかし、本日の業務ができるに足る情報しか収集していないと、**看護職者としての専門性を活かしたアセスメント**につながる情報収集にはならないし、情報収集する力も強化されません。つまり、表面的には業務ができていても、クライエントを統一体としてとらえて「看護」を提供するところまで至らないのです。この情報で不足していることは何ですか？　その人が統一体としてどのような人間なのかという人間像が描けますか？

　申し送りからは、どのような医師の指示が出ているかはわかります。心不全が改善に向かっていることもわかります。しかし、患者がどのような性格で、どのような生活をしていた人か、心不全とどのように付き合ってきたのか、入院することで生活はどのように変わったのか、日頃楽しんでいたことは何か、どんな食習慣だったのか、摂取量だけでなく、何を好み、治療食は何が普段と違っているのか、どのような住まいで、どのような環境にあるのか、一日をどのように過ごしてきたのか、本人の健康観、家族との関係などの人間像は描けません。

　われわれ看護職者は、統一体としての人間を対象としています。ですから、統一体としての対象を主人公にした物語を作り上げるように、その人に興味をもって知ろうとしなければ、看護につながる情報収集にはなり得ないのです。

　柳田邦男は、臨床心理学者である河合隼雄の「人間は物語らないとわからない」という言葉から、「人間には、物語を生きている側面がある」とし、人間のいのちは、科学で説明できる生理現象として観測できる生命の側面だけではなくて、精神面もあることを忘れてはいけない、人間は物語を生きている、と述べています[5]。

　同じ疾患でも、同じ入院目的でも、一人ひとり違った人間なのです。その人独自の健康問題にどのように反応しているか、対処しているか、その人なりの物語があるのです。

次に示すのは、看護学生の行動調整と報告の場面です。

>> 看護学生の行動調整と報告

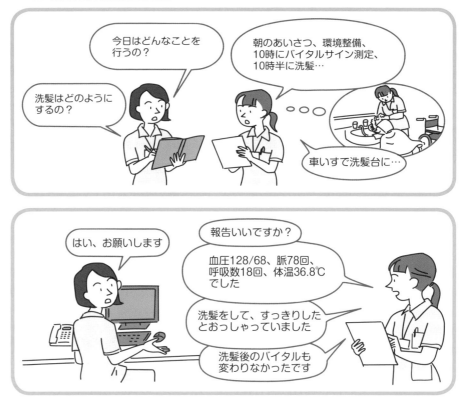

　学生の看護計画の OP（観察項目）には、バイタルサインだけでなく、顔色、表情、会話の様子、姿勢、息切れの有無、呼吸困難感の程度、咳嗽の有無、喀痰の性状と量、副雑音の聴取など、たくさんの項目が挙がっているはずですが、**イラスト**のように、看護計画の OP と実際が解離していることがよくあります。

　指導者は、行動調整のときに、「バイタルサイン測定だけではないですね。洗髪をする前に全身状態の確認をしてください。では、看護問題に対する計画の OP、TP（ケア項目）、EP（教育）を見せてください」というように、**どの問題のどのような情報を取りたいのか**を学生に確認しなければいけません。

　また、報告を受けるときも、学生がケアの前中後にどのような情報を取ったのか、ケアを行って状態の変化はあったのか、実施した援助は看護問題を解決に向かわせるものであったのか、計画の修正は必要かなど、発問を交えて引き出していくことで、患者を観察する力や患者を主人公にした物語を創り上げ

るような力がついていくのです。こうしたやりとりが大切なのは、新人とのかかわりにおいても同じです。対象をどのようにとらえるか、どのように観察するか、から「看護」は始まります。ただ表面的な情報を受け取って、どのようなタスクを行うかの確認や報告をするだけでは、論理的に考える力は強化されません。

　情報収集する力こそが、看護過程を展開する力の核となる重要な部分です。日々、意識的に看護の視点で患者を物語り、統一体としての人間に興味をもって情報収集をして、個別性のあるアセスメントにつなげていきたいものです。そのようなチームや先輩の姿が、後輩を「看護職者」として育てていくのではないでしょうか。

　ナイチンゲールは、『NOTES ON NURSING（看護覚え書き）』の「病人の観察」の章で、看護師に与える最も重要で実際的な知恵として「観察」を挙げて、次のように説明しています。「何を観察したらよいか―どのように観察したらよいか―どのような症状が状態の改善を示すものか―その反対は何か―どんな症状が重要か―どんな症状が重要でないか―どのようなことが怠慢を示す証拠か―それはどんな種類の怠慢か―を教えることである」[6]と。

　また、同章で次のように厳しいことを述べています。「すばやい確かな観察という習慣が身についていれば、それだけで私たちが役にたつ看護師になれるというのではないけれど、それがなければ、どんなに献身的であっても私たちは役にたたない」「観察の習慣を身につけることができないとなれば、あなたは看護師であることをやめてしまったほうがよい」[7]

　さらに、「補章」では、経験をもたらすのは「観察」だけであり、観察をしない女性が何十年と病人のそばで過ごしても決して賢い人間にはならない、前任者の過ちを繰り返す女性が経験を積んだ看護師と呼ばれるのはおかしいとさえ言っています[8]。

　日々、前任者の観察した項目だけを観察したり、クリニカルパスに書かれていることをそのまま行ったりするだけでは、本当の意味での「経験を積む」年月にはならないでしょう。気をつけたいものです。

（2）看護理論の活用

　皆さんは、看護理論を実践のアセスメントに活用していますか？

　ナイチンゲールは『NOTES ON NURSING』で、看護であるもの、看護でないものを区別しました。そして、環境の視点から看護を考えるための枠組み

■■■**表 7 主な看護理論によるアセスメントの枠組み**

ヘンダーソン	ロイ	オレム
14の基本的看護の構成要素	4 つの適応様式	3 領域のセルフケア要件
1. 呼吸 2. 飲食 3. 排泄 4. 適切な姿勢と移動 5. 睡眠・休息 6. 衣服の選択と着脱 7. 体温の保持 8. 身体の清潔と皮膚の保護 9. 安全 10. コミュニケーション 11. 信仰 12. 仕事 13. レクリエーション 14. 学習	1.　生理的様式 　　酸素、栄養、排泄、活動と休息、防御、感覚、体液と電解質、神経学的機能、内分泌機能 2.　自己概念様式 　　身体的自己 　　人格的自己 3.　役割遂行様式 4.　相互依存様式	1.　普遍的セルフケア要件 　　空気、水、食物摂取、排泄、活動と休息、孤独と社会的相互作用、生命・機能・安寧に対する危険予防、人間の機能と発達の促進 2.　発達的セルフケア要件 　　生命と成熟の過程を助長および維持、発達を阻害する条件の予防および影響の軽減 3.　健康逸脱セルフケア要件 　　適切な医療援助を求め確保する、病理学的諸状態の影響と結果の自覚、診断・治療・リハビリテーションの効果的実施、医療ケアの不快な点・有害な影響を自覚・注意する、自己の健康状態の受け入れにより自己概念・自己像の修正、病理学的状態の影響と共に生活する

(新見明子著，深井喜代子編：新体系看護学全書―基礎看護学②基礎看護技術Ⅰ．第 5 版．メヂカルフレンド社；2017.
p.32 より一部改変)

　を一般化しました。『NOTES ON NURSING』は看護のバイブルであり、その後の適応理論、ニード理論、システム理論などに大きな影響を与えています。
　皆さん、看護理論は難しいと思っていませんか？　基礎教育の期間に学ぶもので、現場ではあまり必要ではないと思っていませんか？　しかし、本当は**実践家にこそ、看護理論を学び、身近に感じ、臨地で活用してもらいたいのです。**
　戦後、看護学の高等教育化が進み、数多くの看護理論が生まれました。看護理論家たちは、人間をどのようにとらえるか、対象を取り巻く環境において対象の健康を促進させていくために、看護がどのようにかかわっていくかを、根拠に基づいてさまざまな切り口から解明し、一般化してきました。**看護理論は、理論家たちが、「看護とは何か」の問いから、看護実践をよりよくするために生み出したものです。**ですから、実践と理論が離れてしまったら、私たちは看護を見失ってしまいます。理論に照らして看護実践を考えることで、私たちが実践した看護に「看護独自の性質」が備わっていたかを確認することができます。
　具体的には「看護の視点で対象をとらえたか」「看護の目的が明確であったか」「提供した看護は看護の目的を達成する方法であったか」などです。看護学は人間を対象にしていますから、多様な視点で看護の現象が一般化されて

■■表8 一般には看護師によって満たされ、また常時ならびに時に存在する条件によって変容するすべての患者がもっている欲求

基本的看護の構成要素	基本的欲求に影響を及ぼす常在条件	基本的欲求を変容させる病理的状態（特定の疾病とは対照的）
以下のような機能に関して患者を助け、かつ患者がそれらを行えるような状況を用意する ❶正常に呼吸する ❷適切に飲食する ❸あらゆる排泄経路から排泄する ❹身体の位置を動かし、またよい姿勢を保持する（歩く、座る、寝る、これらのうちのあるものを他のものへ換える） ❺睡眠と休息をとる ❻適切な衣類を選び、着脱する ❼衣類の調節と環境の調整により、体温を生理的範囲内に維持する ❽身体を清潔に保ち、身だしなみを整え、皮膚を保護する ❾環境のさまざまな危険因子を避け、また他人を傷害しないようにする ❿自分の感情、欲求、恐怖あるいは "気分" を表現して他者とコミュニケーションをもつ ⓫自分の信仰に従って礼拝する ⓬達成感をもたらすような仕事をする ⓭遊び、あるいはさまざまな種類のレクリエーションに参加する ⓮ "正常" な発達および健康を導くような学習をし、発見をし、あるいは好奇心を満足させる	❶年齢：新生児、小児、青年、成人、中年、老年、臨終 ❷気質、感情の状態、一過性の気分 　a. "ふつう" あるいは 　b. 多幸的で活動過多 　c. 不安、恐怖、動揺あるいはヒステリーあるいは 　d. 憂うつで活動低下 ❸社会的ないし文化的状態：適当に友人がおり、また社会的地位も得ていて家族にも恵まれている場合、比較的孤独な場合、適応不全、貧困 ❹身体的ならびに知的能力 　a. 標準体重 　b. 低体重 　c. 過体重 　d. ふつうの知力 　e. ふつう以下の知力 　f. 天才的 　g. 聴覚、視覚、平衡覚、触覚が正常 　h. 特定の感覚の喪失 　i. 正常な運動能力 　j. 運動能力の喪失	❶飢餓状態、致命的嘔吐、下痢を含む水および電解質の著しい平衡障害 ❷急性酸素欠乏状態 ❸ショック（"虚脱" と失血を含む） ❹意識障害—気絶、昏睡、せん妄 ❺異常な体温をもたらすような温熱環境にさらされる ❻急性発熱状態（あらゆる原因のもの） ❼局所的外傷、創傷および/あるいは感染 ❽伝染性疾患状態 ❾手術前状態 ❿手術後状態 ⓫疾病による、あるいは治療上指示された動けない状態 ⓬持続性ないし難治性の疼痛

（ヴァージニア・ヘンダーソン著，湯槇ます・小玉香津子訳：看護の基本となるもの（再新装版）. 日本看護協会出版会；2016. p.27 より）

います。「私の施設では、○○理論に基づいて看護を考えます」「看護診断を導入しています」と、一つの理論だけで考えるのではなく、多くの理論家の理論を学んで、クライエントに応じて理論を活用してほしいのです。きっと、臨地での複雑な情報を整理し、分析していく助けになるでしょう。

①ヘンダーソンの理論

　表7は主な看護理論によるアセスメントの枠組みです。「クライエントのニーズがどこにあるのか」から考えたいとき、役に立つのはヘンダーソンの理論です。「14の基本的看護の構成要素」は基礎教育で学んだ方も多いでしょう。実際にヘンダーソンの理論を使うときには、表8のような枠組みとなりま

す。14 の基本的看護の構成要素のみでなく、「基本的欲求に影響を及ぼす常在条件（クライエントの年齢、気質、社会・文化的状態や身体・知的能力など）」と、「基本的欲求を変容させる病理的状態（疾患から出てくること）」、この 2 つの枠組みによっても情報を整理して、14 の基本的看護の構成要素を分析していきます。病気からの問題や対象の日常の生活も分析できます。

②ロイの理論

シスター・カリスタ・ロイの理論を活用すると、「適応」という視点からクライエントをアセスメントできます。クライエントにとって刺激となっているものは何か、そしてその刺激にどのように適応しようとしているのかを、身体的に生じた変化である「生理的様式」、自分をどのようにとらえているのかという「自己概念様式」、家族内や社会での役割変更・経済状況に対する反応である「役割遂行様式」、家族や医療者との人間関係での変化や対応についての「相互依存様式」から考えていくことができます。

③オレムの理論

ドロセア・E・オレム（1914-2007）の理論は「セルフケア」の観点から分析するときに役立ちます。オレムによると、セルフケアとは、人々が健康や幸福を維持していくために自ら行動を起こしやり遂げることです。具体的には、生きていくために正常な機能を維持すること、正常に成長発達すること、疾病や障害を予防したりコントロールしたりすること、より幸福になることを自らの意思で行うことです。オレムの理論を使えば、クライエントがセルフケアを行うには、どのような能力が不足しているのかを分析することができます。慢性疾患の患者のアセスメントに使いたい理論です。

表 7 に示した理論はほんの一部です。実践家である皆さんが継続的に看護理論を学び、ケースカンファレンスなどで看護理論を使ってその人のための「看護」を考えてもらえるとうれしいです。

3）プロフェッショナルな実践

アセスメントを行い、看護問題が明確になれば計画が立ちますが、それを実践に移すことができなければプロフェッショナルではありません。技術を磨くことは実践家にとって、とても大切です。

第 1 章で、**図 3**（p.21）を用いて看護技術の二次効果について説明しました。技術を提供するという、それ自体の目的を超えて、病気にまつわる苦しみ

以外の苦しみを和らげること、看護が対象を統一体としてとらえて人として
かかわり、その人の生活をその人の価値観で支援していくことで得られる効
果だと説明しました。こうした二次効果まで得られるような技術を提供でき
る看護職者は、以下の5点を備えていなければならないと思います。

> **看護職者が備えておくべきもの**
> ①技術についての専門的な知識
> ②対象者の状態と状況を判断し技術を選択する力
> ③正確で安全な技術の実践ができる力
> ④技術を実践できる心と体のコンディションを整える力
> ⑤人とかかわる意思—具体的には対象者に関心と思いやりをもって向かう意思

　そして**看護職者は、対象とかかわる中で、本来ならば対象自らが行えること
に対してどのような知識をもっているのか、どのように行ってきたのか（技術
の実践）、体力的にはどうなのか、どのようにしたいのか（意思や価値観）を
とらえていくのです。**ヘンダーソンが看護を「体力や意思力あるいは知識が不
足しているために、"完全な"、"無傷の"、あるいは"自立した"人間として欠
けるところのある患者に対してその足りない部分の担い手になる」[9]と表現し
たことに通じます。
　看護職者は、対象を生活者としてみます。そして、その生活において足りな
いところを支援しながら、対象の苦痛（病気からだけではない全人的な苦痛）
をともに担うのが役割だと思います。そして、それは、クライエントと直接か
かわる、看護技術を直接提供する場面でこそ担えるように思っています。下の
場面のように、誰でも同じ、個別性などない、個々のクライエントのニーズな
ど考慮しない看護ケアでは、ただのタスクになってしまっています。これでは

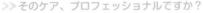
>>そのケア、プロフェッショナルですか？

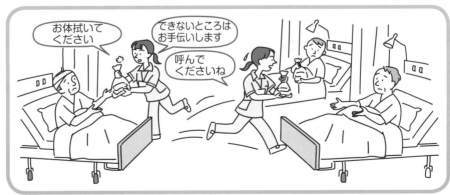

看護技術を提供するうえで必要な力を使っていないので、プロフェッショナルな実践とは呼べないでしょう。

4）リフレクションで目指す反省的実践家

　看護過程の中でも、「実践」「評価」の段階では、リフレクションする力が必要となります。リフレクションは、内省、省察と訳されますが、この言葉は、20 世紀前半に活躍したアメリカの哲学者ジョン・デューイ（1859-1952）が提唱した「反省的思考」に由来します。

　デューイは、教室で知識を教え込むだけの教育ではなく、生活や仕事を通してその経験を振り返り、思考することから学ぶことを重視しました。そこで使う思考が「反省的思考」です。この反省的思考を、同じくアメリカの哲学者であるドナルド・ショーン（1930-1997）が 1980 年代に発展させて、「行為の中のリフレクション（reflection in action）」「行為についてのリフレクション（reflection on action）」「行為のためのリフレクション（reflection for action）」を提唱しました[10,11]。

　「行為の中のリフレクション」は、行為をしながら専門的知識を使い問題を解決に導いていくものです。これは、ケアを行っている最中、状態が変化したときなどに、その場で計画を変更して対応するようなことです。

　「行為についてのリフレクション」は、何かの問題に対応した後で、そのときに使った知識や技術などについて振り返り、課題を見出したり次への課題を明確にしていくというようなものです。

　「行為のためのリフレクション」は、これから起こるであろうことを想定して、専門家としてどのように知識や技術を応用していくのかを明確にしていくというものです。たとえば、急変対応に備えるために何を学び、どんな訓練が必要かを明確にしていくようなものです。シミュレーションで急変対応のトレーニングをするなどはこれに当たります。

　ショーンは、経験を重ねて熟達していくというそれまでの専門家像に対して、リフレクションを行いながら専門性を高めていく反省的実践家（reflective practitioner）という新しい専門家像を提唱したのです。

　図 10 に示したのが、ギブス（Gibbs）のリフレクティブサイクルです。経験したことを客観的に振り返り、似たようなケースに備えるための行動計画を立てていく学習サイクルです。

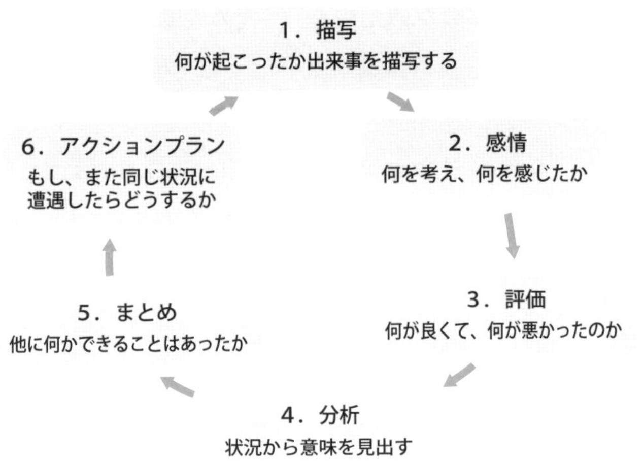

●●図10 ギブス（Gibbs）のリフレクティブサイクル

　看護職者は、看護ケアを提供している中でもクライエントの反応をとらえながらリフレクションし、さらによい看護、よりクライエントのニーズに合うケアを考えていますし、ケアが終わった後でも行ったケアについて振り返り、さらによくなるためにどうすべきかを考えています。また、実際に遭遇したことを教材化してシミュレーション教育などで学んでいます。まさに、反省的実践家なのです。

　看護の対象は人間です。誰ひとり、同じ人はいないのですから、看護過程の実施や評価の段階でリフレクションを行いながら進み、クライエントのニーズに合うようなケアを創り出しているのだと思うのです。これが、看護がart である所以なのです。

5） クリティカルシンキングとロジカルシンキング

　クリティカルシンキング（critical thinking）は、批判的思考と呼ばれています。感情や主観に流されず、客観的な判断ができる思考のプロセスです。単に相手の意見に否定的になることではありません。

　クリティカルシンキングでは、物事について考える際、「なぜなのか」「本当に正しいのか」といった問いを常にもち、根拠を確認していく癖をつけます。それは、自身の考えなどにも適用します。「自身の感情や主観で患者や状況をとらえていないかと問う」ことも、クリティカルシンキングです。私たちは、

どんなに経験を積んでも、一人の人間にすぎません。患者との相性もありますし、そのときの体調や気分によって完璧な観察ができないこともあるからです。

　一方、ロジカルシンキング（logical thinking）とは、論理的思考とも呼ばれ、物事を矛盾や飛躍なく筋道立てて考えていくものです。クリティカルシンキングとロジカルシンキングは、両方がそろってこそ効果を発揮します。

　看護過程では、クライエントから直接収集した情報について、「本当にそうだったのか、この観察は続けていく必要があるのか、安静度や清潔ケアの方法はこれでよいのか」などと吟味するときにクリティカルシンキングを使います。

　次に、吟味した情報を論理的に説明するロジカルシンキングを使うことで、A ならば B、B ならば C かもしれないなどと仮説が立ったり、観察結果の矛盾や不確かさ、不足している情報などが見えてくるのです。後輩が観察してきたことに、矛盾や不足、予測と違う点があれば、自らクライエントの元に行き、情報を取り直すという行為にもつながります。

　右の**イラスト**は、まさしくクリティカルシンキングもロジカルシンキングも機能していない状況を表しています。

　新人ナースは、前勤務者の観察項目と、本日の患者の検査やケアの予定だけをメモに書き写していますね。また、リーダーナースは、新人ナースの報告を鵜呑みにしています。リーダーナースがクリティカルシンキングとロジカルシンキングを使ってアセスメントしていれば、もっと早くクライエントの状態変化に気づけたはずです。リーダーナース自らクライエントの元に足を運ぶ行動に移せたはずです。

　新人ナースだけでなく、経験の浅い後輩看護師は、観察する内容も観察する範囲も狭いものです。スキルも未熟でしょう。ですから、不足している情報があるかもしれません。アセスメントも不十分かもしれないのです。しかし、それは経験の浅い看護師の手抜きではなく、成長の途上だからです。**先輩として後輩が収集した情報を吟味し、ロジカルシンキングでアセスメントし、それを説明することで後輩は学び、いずれ、クライエントのニーズに即した看護が提供できるようになっていくのです。**

　クリティカルシンキングとロジカルシンキングを使うことで、情報の漏れや矛盾が明確になり、アセスメントが根拠に基づいたものになります。また、恣意的・感情的なとらえ方がなくなり、看護問題が明確にされて看護目標が具体的になります。さらに、カンファレンスなどでの論点が明確になります。そ

>> 思考力がないと…

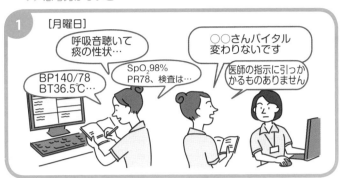

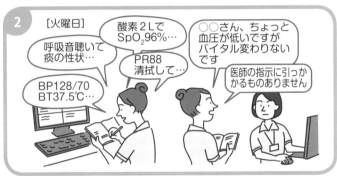

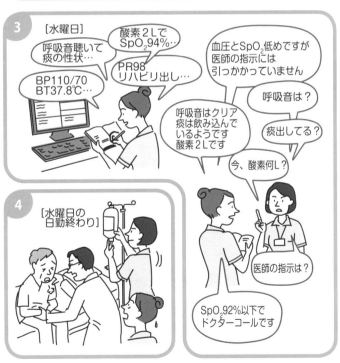

うなると、問題解決のための看護計画に新たな視点や発想が生まれてきます。つまり、より**個別性のある看護過程の展開**となるのです。

　このような思考は、短期間で身につくものではありません。ですから普段からクリティカルシンキング、ロジカルシンキングを実践するように心がけながら、何度も繰り返していく必要があるのです。

引用文献

1）エセル L. ブラウン著, 小林冨美栄訳：ブラウンレポート―これからの看護. 日本看護協会出版会；1966.
2）前掲 1）. 訳者のことば.
3）深井喜代子編：新体系看護学全書―基礎看護学②基礎看護技術Ⅰ. メヂカルフレンド社；2017. p.17.
4）松木光子：我が国における看護診断の発達と課題. 看護診断. 1996；1（1）：45.
5）柳田邦男：言葉の力, 生きる力. 新潮社；2006. p.114.
6）フロレンス・ナイティンゲール著, 小玉香津子・尾田葉子訳：看護覚え書き―本当の看護とそうでない看護（新装版）. 日本看護協会出版会；2019. p.126.
7）前掲 6）. p.134-135.
8）フロレンス・ナイチンゲール著, 湯槇ます・薄井坦子・小玉香津子, 他訳：看護覚え書―看護であること看護でないこと. 改訳第 7 版. 現代社；2011. p.229.
9）ヴァージニア・ヘンダーソン著, 湯槇ます・小玉香津子訳：看護の基本となるもの（再新装版）. 日本看護協会出版会；2016. p.15.
10）ドナルド・A. ショーン著, 柳沢晶一・三輪健二訳：省察的実践とは何か―プロフェッショナルの行為と思考. 鳳書房；2007.
11）ドナルド・ショーン著, 佐藤学・秋田喜代美訳：専門家の知恵―反省的実践家は行為しながら考える. ゆみる出版；2001.

② 伝える力

1）看護師が伝えることの意味

　『NOTES ON NURSING』の「ちょっとした管理」には、「あなたがその場にいるときにあなたがすることが、あなたがその場にいないときにもなされるように」[1]と、自分がいないときにも患者が安心できるよう、同様のケアを提供できるように管理することの大切さが述べられています。

　私が臨床にいたとき、こんなことがありました。頭部外傷で治療を受けていて、自分では何も伝えることのできない意識レベルの方だったと思うのですが、たしか、既往に喘息があったのです。家族が面会から帰る間際に、受け持ちの新人看護師に「今日のような天気のときによく喘息の発作が起きていたので心配です。できれば、発作を抑えるようなお薬を早めに飲ませていただけると助かります」と言い残して行かれました。新人看護師はその言葉を、医師の夕刻の回診時に次のように伝えました。「この患者さんは喘息の既往があるので、それをお母さんが気にされていました」と。医師は呼吸音を聴診して、「今のところ大丈夫みたいだよ。何かあったら当直に報告して」と言い残して回診は終わり、その夜、大きな重積発作が起きてしまったのです。

　伝え方が大切だと痛感した出来事でした。

　私たち看護師は、24時間交代しながら患者のそばにいます。ですから、『NOTES ON NURSING』にあるように、どの看護師が担当しても同じケアを患者が受けられるように整えておくことが大切です。また、対象を統一体としてとらえて生活全般にかかわる看護職者は、クライエントの考えや感情についても他の職種より理解が深いものです。そのため、クライエントが医療者へ自身の考えや感情を伝える際のサポートや、代弁者としての役割も担っているのです。したがって、**看護職者の「伝える力」は、クライエントを守るうえでとても大切なのです。**

　井部は『看護師のための文章ノート』において、ジャーナリストのスザンヌ・ゴードンが看護を「診断や治療といった生物医学的モデルに押し込めるのではなく、数え切れないほどの糸を織り上げて作り上げるケアのタペストリー」[2]と表現したことを引用して、「ケアのタペストリー」を伝えるには、「物語」の手法が必要となると述べています。そして、ナースの論文が他の職種からみると「冗長」にみられるのも、看護のこのような仕事の本質にかかわるとしています[3]。

　それでも、誰にでもわかりやすくクライエントの物語を伝える力を看護職者はもたなければなりません。やや長くなったとしても、正しく物語を伝える力が必要です。

　「伝える」には、「書いて伝える」（看護記録）と、「話して伝える」という 2 つの方法があります。そして、受け手には、「読み取る力」と「聴く力」が必要となるのです。

2）書いて伝える：看護記録や報告書など

　書いて伝えることについて、井部は文献『理科系の作文技術』に基づいて「仕事の文書」と表現し、看護師の思考を整理し、文体を整えること、そして現実からの切り替えが必要だと述べています[4]。

　看護記録は、クライエントの経過を示す情報や看護計画、記録者である看護職者が得た情報やアセスメント、行ったことなどを、看護職者間で共有するためのものです。つまり、**看護記録は、看護過程の言語化であり、知的技術なのです。**また、看護記録は、医師をはじめとする多職種にも読まれますし、必要なときにはクライエントにも開示されます。法令や省令によって保存が義務づけられている、法的な記録ということも忘れてはいけません。

　日本看護協会は、「看護記録に関する指針」[5]の中で、看護記録の目的と原則（記載の基本）を示しています。また、「看護業務基準」[6]でも、記録について説明しています。

2-2　看護記録の目的
1）看護実践を証明する
2）看護実践の継続性と一貫性を担保する
3）看護実践の評価及び質の向上を図る

3-1　看護記録記載の基本
1）看護実践の一連の過程を記録する
2）適時に記録する
3）保健医療福祉サービスの提供に係る専門職・非専門職や看護を必要とする人と内容を共有できるよう記録する

（日本看護協会：看護記録に関する指針．日本看護協会；2018 より抜粋）

1-3-5　看護実践の一連の過程を記録する。
　看護実践の一連の過程の記録は、看護職の思考と行為を示すものである。その記録は、看護実践の継続性と一貫性の担保、評価及び質の向上のため、客観的で、どのような看護の場においても情報共有しやすい形とする。それは行った看護実践を証明するものとなる。看護実践の内容等に関する記録の取り扱いは、個人情報の保護、守秘義務を遵守し、他者との共有に際しては適切な判断のもとに行う。

（日本看護協会：看護業務基準 2016 年改訂版．日本看護協会；2016 より抜粋）

　皆さんはすでに記録の重要性を理解されていることとは思いますが、さまざまな記録を読むと、看護記録の意味・目的・原則を踏まえて記録できるような指導が OJT として必要ではないかと感じます。

　看護記録は、**誰が、いつ、どこで、何をしたのか、その結果どのようになったのか**など、誰が読んでもわかりやすく、**客観的に書く**ということが必要です。

　以下は看護記録の例です。

看護記録の例 1
Ｓ）喉がかゆいです。胸の辺りにかゆみがあります。
Ｏ）前胸部湿疹なし。VS 変化なし。
Ａ）抗菌薬の副作用の可能性がある。
Ｐ）リーダーナースへ報告。

看護記録の例 2
10：00　Main 更新。点滴刺入部変化なし。

看護記録の例 3
Ｓ）スリッパが脱げてすべってしまって。
Ｏ）ベッドサイドで転倒。バイタル異常なし。意識レベルクリア。
Ａ）入院初日のため、環境に慣れていないための転倒。
Ｐ）リーダーナースに報告、必要であれば医師に診察を依頼。

いかがでしょうか？

例1は、抗菌薬投与から何分が経過しているのか、また、抗菌薬の副作用を疑っているのであれば、その知識を使ってフィジカルイグザミネーションを行い、その結果を詳細に記録したほうがよいでしょう。「VS変化なし」では全くわかりません。

例2はさらに詳細が不明です。どのような内容の点滴をどのくらいの速さで滴下したのか、点滴刺入部の何をもって「変化なし」としたのか、全くわかりません。

例3についても、「ベッドサイドで転倒」とありますが、どのような状態でベッドサイドに横たわっていたのか、具体的に記録すべきです。転倒と判断した根拠も書かれていません。「バイタル異常なし」ではなく値を正確に記録すべきですし、「意識レベルクリア」についても、JCSなどのスケールを使って患者にどのようなことを聴き、どのような反応があったのでクリアとしたのか、客観的に書くべきです。しかし、どれも、ありそうな記録ではないですか？

日々の経過記録は、看護過程を言語化するための記録です。**看護過程を展開して看護が提供されたことの根拠**となるものなのです。しかし、看護記録についての佐藤らの研究では、SOAP方式による看護記録を採用している施設でも、実際の記録は経時的な観察事項、実施事項の記載になっていることが多く、看護記録に関しては、①どのように書いたらよいかわからない、②記録をチェック・指導する者がいない、③SOAPの基本となる初期計画上の問題点が患者の状態に適していない、④知識不足、⑤病棟の記録に対する積極的な雰囲気の欠如など5つの問題点が明らかにされています[7]。ある特定の病棟の結果ですが、多くの看護師たちに共通するように思います。**物事を客観的に見て、それを筋道立てて言語化するという「書く力」を身につけることは、意外に難しく、訓練が必要なのです。**

最近は、電子カルテ化が進んでいます。システム的にコピー＆ペーストができないところもあるでしょうが、前日の同勤務の記録をコピーしたり、一字一句同じように書いたりしている後輩や同僚はいませんか？　経過記録を客観的に読み、そこに①看護に必要な情報が記述されているか、②看護職者としてのアセスメントが記述されているか、③看護職者として実施したこととその結果が記述されているか、という点で読み返し、どのように記述すればよいのか、書き方を議論するような機会をつくることも大切だと思っています。

　書く力を強化する研修や勉強会は、ぜひ企画してもらいたいものです。このとき、経過記録だけではなく、インシデントレポートや看護サマリーを題材に学ぶのもよいでしょう。特に、入院中の看護の経過を要約した看護サマリーは、患者の看護問題、入院中に行った看護、その結果、看護問題がどのように解決したのか、まだ解決途中で継続が必要なのかなどを看護的な視点でまとめ、看護を継続するための情報を共有するものですから、しっかりと書くことが必須です。しかし、身体的な、つまり治療的な経過の叙述になっているものも多くみられます。**看護サマリーは、クライエントを生活者ととらえて看護問題を中心に書かれていなければなりません。**そのような観点から見直してみるのも、書く力を強化することにつながりそうです。

　井部は『看護師のための文章ノート』で、看護記録をはじめとするさまざまな文書をどのように書くのかを、例を挙げながら指南しています。Chapter1の冒頭には、『理科系の作文技術』の著者である木下の3つの心得[8]を挙げています。

---

①まず、書きたいことを一つひとつ短い文にまとめる。
②それらを論理的にきちっとつないでいく。つまり、短い独立した文を相互の関係がはっきりわかるように整然と並べる。
③「その文の中で何が主語か」をはっきり意識して書く。

　うなずけますね。わかりにくい文章というのは、文章が長いものが多いです。あまりに長くて、主語と述語が入り組んでしまい、結局何を言っているのかわからなくなります。この『理科系の作文技術』は、書く力を強化したい方、文章を書くのが苦手な方におすすめです。ぜひ手に取ってみてください。同書を原作とした『まんがでわかる理科系の作文技術』も出ており、あっと言う間に読むことができます。私も最初に漫画を読んで、それから新書に進みました。

3）話して伝える：申し送り、報告、事例のプレゼンテーションなど

　忙しい現場では、正確かつ簡潔に伝えることが大切です。しかし、次のような伝え方ではどうでしょうか？

>>廊下での患者家族との会話

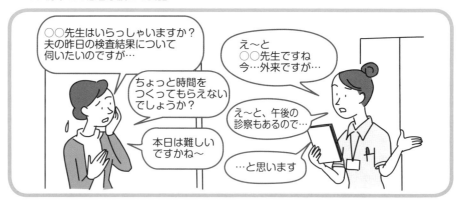

>>結局、何が言いたいの？

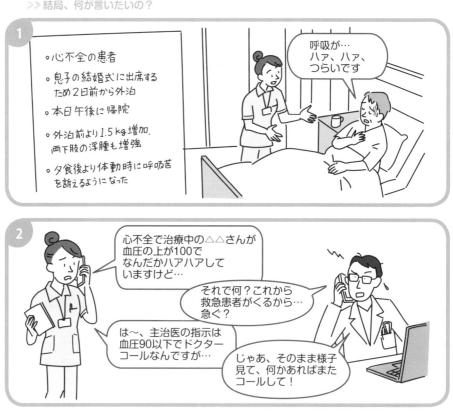

　2 つの場面は、どちらも言葉を最後まで言い切っていません。このようにあいまいな伝え方をしたために、何が言いたいのかわからない例はたびたびあります。

　先日も、実習先の病棟を巡回していた私に、実習中の学生が「先生、バイタルサイン測定なんですけど……」と声をかけてきました。「そう、これから行

くの？」と聞くと「はい」と答えるので、「では、しっかりね」と激励したら、「だめですか？」と悲しそうな顔をするのです。「何が？」と問うと、「指導者さんと担当の教員がケアに入っているので……」と結局、私にそばに付いていてほしいということでした。「先生、指導者さんと担当の先生がケアに入ってしまい、検査前のバイタルサイン測定を今行わなければならないので、一緒に患者さんのところに行っていただけますか？」と最初から伝えられないのかと残念です。

　p.72のケースでは、看護師から報告すべき情報の内容が不足していますし、なぜ報告したのか、何をしてほしいのかが明確に伝わっていません。これでは、医師は正しい判断ができません。結論を先に出して「先生、○○さんの診察に来ていただきたいです。なぜなら……」と、看護師が観察したことやデータの中から必要なものを厳選して、医師に診察に来てほしい理由を簡潔明瞭に伝えなければならないのです。

　自分の意見や気持ちを伝えるには、相手にわかりやすい要約や話し方、理解してもらうためのポイントを押さえた「伝える力」が必要です。つまり、思いや事実を、言葉で正確に相手に伝えるということです。

　口頭で伝えるときに意識すべきポイントをまとめておきましょう。

口頭で伝えるときに意識すること
①結論（依頼すること）と看護職者としてのアセスメントを先に述べる。
②①の根拠となることを5W1H「いつ（When）、どこで（Where）、誰が（Who）、何を（What）、なぜ（Why）、どのように（How）」を使ってまとめる。または、「ISBAR」（コラム参照）を使って伝える。
③「たぶん」「おそらく」などあいまいな言葉は使わない。客観的な観察結果やデータを厳選して伝える。
④相手の状況を確認する。相手が聴く態勢、姿勢にあるかで内容の伝わり方が異なる。
⑤話している最中に相手の反応を確認する。一方的に話し続けるなど、自分本位にならないように相手の表情や目線を意識し、理解されているか確認する。

　看護職者としてクライエントをどのようにとらえて、何が看護の問題で、その問題の現状はどうなのか、と他者にわかりやすく話すには、収集した情報に基づいて、自分の中で他者にも伝わりやすい物語をつくることが大切です。情報の羅列ではなく、物語として他職種に伝えることで、何が問題で、他職種に看護職者が何を依頼しているのかも明確になります。

引用文献

1）フロレンス・ナイティンゲール著，小玉香津子・尾田葉子訳：看護覚え書き―本当の看護とそうでない看

　　護（新装版）．日本看護協会出版会；2019．p.35.
2）スザンヌ・ゴードン著，勝原裕美子・和泉成子訳：ライフサポート．日本看護協会出版会；1998．p.19.
3）井部俊子：看護師のための文章ノート．日本看護協会出版会；2018．ⅲ－ⅳ.
4）前掲3）．ⅳ.
5）日本看護協会：看護記録に関する指針．日本看護協会；2018．p.2-3.
　　〈https://www.nurse.or.jp/home/publication/pdf/guideline/nursing_record.pdf〉（2021.7.1確認）
6）日本看護協会：看護業務基準2016年改訂版．日本看護協会；2016.
　　〈https://www.nurse.or.jp/nursing/practice/kijyun/pdf/kijyun2016.pdf〉（2021.7.1確認）
7）佐藤友美・和泉成子・小川薫，他：アクションリサーチを用いた看護記録の改善に向けての取り組み．福岡県立大学看護学部紀要．2005；3（1）：21-31.
8）木下是雄：理科系の作文技術．中央公論新社；2006（初版1981）．p.120.

チームステップスに学ぶ伝え方のいろいろ

コラム

　チームステップスをご存じですか？　Team STEPPS（Team Strategies and Tools to Enhance Performance and Patient Safety）とは、医療のパフォーマンスと患者安全を高めるためのチームの戦略とツールです。米国国防総省や航空業界などの事故対策実績を元に米国で作成されました。個人の知識や技術がいかにすぐれていても、チームワークが発揮できなければ安全な医療は提供できません。チームのみんなで安全安心な医療を提供するというメンタルモデルを共有する姿勢が求められます。チームステップスは、個人の発信をチームで共有するためのノンテクニカルスキルを高めます。その中に「わかりやすい報告」に役立つ方法がいくつかあるので、紹介します。

■ ISBAR（アイエスバー）

　ISBARは、主に急変時などで重要な情報を簡潔明瞭に報告するときに使うとよいでしょう。シミュレーショントレーニングでもよく使います。ISBARの内容をまとめておきます。

　　Ｉ：紹介（Introduction：緊急性、報告・相談の区別、対象者の氏名、病棟や部屋番号など）

　　Ｓ：状況（Situation：患者の現在の状況）

　　Ｂ：背景（Background：患者の既往歴、これまでの経緯、データの推移など）

　　Ａ：評価（Assessment：報告者の判断・結論）

　　Ｒ：提案（Recommendation：処置の提案や依頼）

■チェックバック

　伝達時に発信者／依頼者の発言に対して受け手が反復し、それに対して発信者／依頼者が「その通りお願いします」と確実に発言する方法です。会話のループを閉じるclosed loop communicationを意識的に行います。

発信者「○○さんに酸素、５リットルお願いします」

受け手「繰り返します、○○さんに酸素５リットルですね」

発信者「そうです、○○さんに酸素５リットルお願いします」

■２回チャレンジルール（two-challenge rule）

　自分の言ったことに対して相手からきちんとした返事がないときには、相手に確かに聞こえたことがわかるまで、もう一度、気がかりなことをはっきりと声に出す方法です。「疑問があるときは２回言いましょう」という意味を込めて「two-challenge rule」と呼ばれています。以下に例を示します。

報告者「苦しそうなので、酸素の流量を上げたほうがよいと思うのですが」

受け手「もうしばらく様子見て！」（ここで引き下がらず再チャレンジ）

報告者「しかし、SpO_2は93%まで下がっています。呼吸音も日中に比べて副雑音の範囲が拡大しています。様子を見る前に患者さんの診察をお願いしたいです。本日日中の胸部レントゲン所見も確認してもらいたいです」

　このように、ただ繰り返すのではなく、正確な判断を下すために必要な情報を追加したり、表現方法を変えたりします。

■安全にかかわる不安を伝える（CUS）

　患者の状態に問題がある、または安全が脅かされていると感じたら、次のように、自分が感じていることをはっきりと言葉にして伝えます。誤ったことが実施されてしまわないようにするための方法です。英単語の頭文字から「CUS」と呼んでいます。

「私は気がかりです」（I am Concerned）

「私は不安です」（I am Uncomfortable）

「これは安全の問題です」（This is Safety issue）

＊

　チームステップスは、チームのあり方やメンバーの役割の再確認など、得るものが多いです。ぜひ、これを機会に学んでみてはいかがでしょうか？

3 対人関係を築く力

　現代社会は、情報化が進んだことにより、直接会ったことがない人ともSNSで友人になれたり、多くの人から情報が得られたり、オンラインで遠隔会議が行えたりと、便利なこともたくさんあります。しかし、一方で、人と直接かかわって対人関係を築く力が弱まっているように感じます。直接、リアルタイムで相手の投げた言葉や態度をキャッチして、それに対して即座に反応するというかかわりは、SNSやオンラインでのかかわりとは異なります。

　対人関係を築く力は、おそらく子どもの頃からの体験の中で身についていくものだと思うのです。次のような光景は、今やごく一般的なものです。

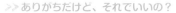

>>ありがちだけど、それでいいの？

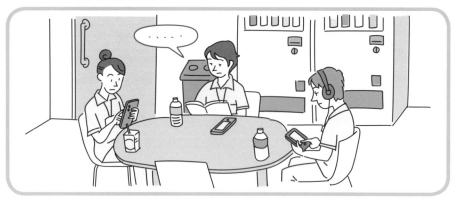

　かつて、スマートフォンのない時代には、休憩室で患者や家族について話したり、怖い先輩が意外にやさしく話しかけてくれたり、趣味やペットのことを話したり、同僚や先輩から仕事の段取りについて教えてもらったりしたものです。また、私の時代では、先輩がお惣菜を作ってきてくれたりしました。そのような、ちょっとした休憩中の過ごし方からも、人とのかかわり方や、先輩や上司への言葉遣いなどを学んでいたように思います。情報化はよいのです

が、人と人が直接かかわる経験が得にくくなると、対人関係を築く力は強化されないと感じています。

　トラベルビー[1]が、看護師は「人間対人間の関係」を確立することが大切で、一人の同じ人間として患者と対峙して、患者の体験している苦悩や絶望に意味を見出していけるように援助することが看護師の役割だと述べていることを、第1章で紹介しました。また、前述の**図3**「技術の実践の構造」（p.21）でも、対人関係が重要であることを示してきました。それらに加えて、私たち看護職者にとって、対人関係を築く力が大切な理由を4つ挙げておきます。

1）どのような状況でもクライエントを支えなければならない

　私たち医療者は、通常の生活ではあまり遭遇しない状況下でも、人と関係を築いていかなければなりません。たとえば、家族の死亡や死産を告げられる、予後の悪いがんについて説明を受ける、想定外の病状の悪化について説明を受ける、医療事故の説明を受けるなどです。

　これらは、人として、できれば立ち会いたくない状況です。しかし、それでも**看護職者は、その場にいて家族やクライエントと関係を築き、彼らの思いを汲み取り、支え、時には代弁者にならなければならない**のです。

　ですから、基礎教育でも現任教育においても、コミュニケーションをはじめとする「対人関係を築く力」を強化する授業や研修が行われているのです。

2）時には、母親、伴走者、指導者にならなければならない

　オレムは自身の看護理論の中で、セルフケアという観点から「看護とは何か」を説明しました。オレムは、人は本来自分のためにセルフケアを行い、新しい状況への適応も学習も、自らできる存在だととらえています。そして看護は、クライエントのセルフケアをアセスメントして、クライエントが自らの能力を発揮しながらセルフケアが遂行できるように、彼らのセルフケアに関する学習や、セルフケア自体を助けることだとしています。

　つまり、看護職者は、クライエントがセルフケアを行えるように、時に母親のように温かい心で、全面的にまたは一部分のお世話をし、時に伴走し、時に指導者になるという役割を担っているのです。

　次に、ペプロウの看護理論を紹介します。ペプロウは、看護実践の中から

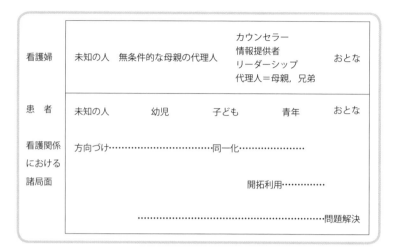

●●図 11 看護婦―患者関係における諸局面と役割の変遷
（Hildegard E. Peplau 著，小林富美栄訳者代表：ペプロウ人間関係の看護論．医学書院；
2019．p.58 より）

「看護師―患者」関係の理論を打ち出した理論家です。ペプロウは『人間関係の看護論』の中で、看護を説明するうえで「プロセス」という言葉を第一に選んでいます。そして、看護が必要とされ、あるいは行われている場面をよく考えてみれば、**看護が「人間関係」のプロセスであり、しばしば「治療的」なプロセスである**ことが容易にわかるはずだと述べています。また、看護とは、病人あるいは保健サービスを必要としている人間と、彼らの援助のニードを認識し、かつそれに応じられるような特別な教育を受けた看護師との間の人間関係である、とも述べています[2]。

　ペプロウの理論では、「看護師―患者」関係には、**図 11** に示す「方向づけ：見知らぬ者同士として出会い、患者の健康問題解決に向けて歩み始める段階」「同一化：お互いの理解が進み、患者が自分のニードを満たしてくれる看護師に反応する段階」「開拓利用：患者が自分のニードに応じてサービスを利用する段階」「問題解決：問題が解決し看護師との関係性を解除する段階」の 4 段階があるとされています。

　それぞれの段階で、看護師の役割は「未知の人」から「（独立した）おとな」まで、患者の状態に合わせてさまざまに変化しながら、患者が自らの健康問題に対応できることを目指して進むというのです。まさに、プロセスです。私たち看護職者は、疾患を治す人ではありません。ナイチンゲールの言葉に立ち返れば、「病気」ではなく、「病気の人」を支援する者ですから、対人関係を築く力が看護を支える重要なものとなるのです。

3) チームメンバー、チームリーダーとしての役割を果たし、チームに貢献しなければならない

>> コミュニケーション不足

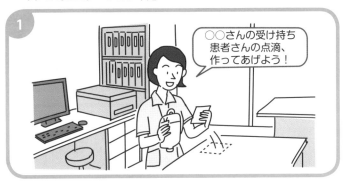

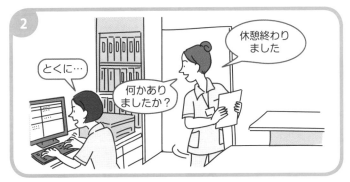

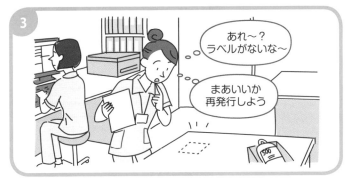

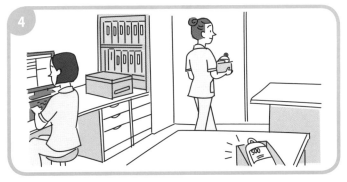

>> 看護チームって何ですか？

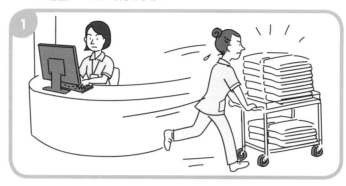

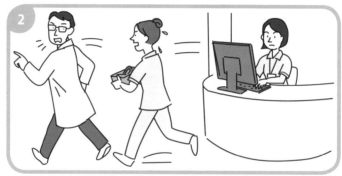

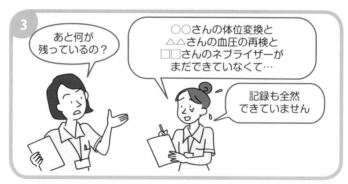

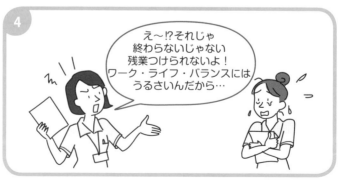

　看護は一人ではできません。たとえば訪問看護で、一人でお宅に伺ったとしても、そこで家族の方と連携します。クライエントと二人だったとしても、協力し合ってケアを提供するでしょう。訪問看護ステーションに連絡して、ケアについて相談や判断をすることもあるでしょう。

　クライエントの安全・安楽を守ってケアを提供するには、どのような状況下でもチームワークが必要となります。先に示した**イラスト**はいずれも病棟での出来事ですが、どちらもメンバー間の連携が取れていません。つまり、メンバー同士の関係が築けていないのです。

　ともに仕事をするうえでは、チームメンバー間で良好な関係が築けていることが必須です。そして、リーダーシップとマネジメントを発揮できるリーダーやマネジャーが存在している必要があります。

　リーダーやマネジャーはポジションですから、ただ存在しているだけではだめです。リーダーがリーダーシップを、マネジャーがきちんとマネジメントを発揮できなければよいチームにはなりません。

　たとえばある勤務帯のリーダーとなったら、①チームの目標を明確にして、②その目標をメンバーと共有し、③メンバーの力量を見極めて患者を担当する配置を決め、④すべてのメンバーの動きを俯瞰的に把握して、⑤それぞれのメンバーの仕事量の調整をしていきます。また、メンバー同士の意思疎通が図れるようにかかわります。時にはメンバーと一緒にケアに入り、先輩として看護のモデルを示すこともあるかもしれません。

　このような**リーダーシップを発揮するには、リーダー自身の「一人ひとりの患者のために、チームで力を合わせて看護を実践する」という強い意思が必要**です。ただタスクをこなして定時に終わればよいというような考えでは、看護のリーダーシップとはなり得ないでしょう。

　リーダーシップとは、目標を定めてそこに向かって攻めていくようなイメージです。それに比べると、マネジメントは守りのようなものでしょうか。部下が看護実践を行いやすいように病棟の環境をつくったり、勤務メンバーを考えたり、さまざまな目標の達成状況を管理したり、部下の指導をしたりします。各部署の**マネジメントがうまく機能していると、それぞれのリーダーがリーダーシップを発揮しやすいでしょうし、教育的機能も高まります。**

　このように、メンバー、リーダー、マネジャーがそれぞれの役割を果たすために、対人関係を築く力が必要となるのです。

4）多職種協働チームに、専門性を活かして貢献できなければならない

　　医療の高度化・細分化に伴い、医療者の専門性も細分化されてきています。また、地域包括ケアシステムという「住まい」「医療」「介護」「予防」「生活支援」の 5 つのサービスを一体的に提供できるケア体制は、今後ますます進んでいくでしょう。医療機関のみでなく、あらゆる場で医療・福祉が提供されることになります。

　　このように考えると、医療機関や施設で提供される支援を超えた、多様な職種の支援が今後は必要となるのです。それぞれの専門家が専門の視点で役割を果たすことも重要ですが、人は部分の総和でありませんので、統一体としての人を支えるために多職種の連携が求められるのです。そして、良好な連携を図るためには、他職種に関心を寄せ役割を知ろうとすること、他職種をリスペクトすること、共通の言語を使うこと（ある職種だけにしか通用しない言葉は避ける）、多職種での情報や目標の共有を怠らないこと、目標への進捗状況を絶えず確認し合うこと、などが重要となります。

　　このように連携を図ろうとする際には、対人関係を築く力に加えて、看護職者としての判断や、提供するケアの根拠をしっかりともたなければなりませんし、それを伝える力も必要となります。

引用文献

1）Joyce Travelbee 著，長谷川浩・藤枝知子訳：トラベルビー人間対人間の看護．医学書院；1974．p.191-232.
2）Hildegard E. Peplau 著，稲田八重子訳者代表：ペプロウ人間関係の看護論．医学書院；2019．p.4-5.

指示から依頼へ、上申から相談へ

　私が若かった頃、患者について医師に相談することを「医師に上申する」と表現する先輩が大勢いました。この「上申」という言葉を使うたびに、看護師は医師の「下」であるという感覚を知らず知らずのうちに植えつけられていたように思います。私は基礎教育で、「医師とは役割が違うだけで上下はない」と教わりました。場によっては看護師がチームリーダーにもなるし、チームメンバーをコーディネートするには、患者を全人的にみて、その生活のすべてをとらえている看護師が一番適しているとも教わりました。それなのに、現場に出ると患者は「お医者様」と言い、手術の前には紙袋にいくらか包んで渡していたものです。医師との上下関係を強く感じる現場に身をおいていると、基礎教育のときに描いた看護師像が小さくなっていく感じさえ抱いたのを覚えています。

　言葉は文化であり、その人の思考の材料となり、価値観の形成に影響します。後輩を指導する際、どのような言葉で周囲の専門職者とかかわるのかはとても大切なことです。チーム医療を「多種多様な専門職者が、それぞれの専門性を活かして連携・補完しながら、目的と情報を共有して、患者や家族のために最善の医療を提供していくこと」と考えるのであれば、メンバー間の上下などないはずです。

　保健師助産師看護師法第37条には、看護職者の「診療の補助」業務は、医師の指示が出されることで行えると書かれています。たしかに「指示」という言葉が法律上では使われていますが、チームで協働・連携していくうえでは、「指示」というよりむしろ「依頼」と置き換えるほうがふさわしい時代がきていると説明している看護学概論のテキスト[1]も出てきています。「指示」があったから深く考えもせず行った、ではなく、「依頼（指示）」は患者にとって適切なのか看護の視点で考えて判断し行動すること、相談する際には、看護職者としてのアセスメントを明確にして、論理的に伝えることのできる力が指導者には求められています。専門職者としてのロールモデルを果たすためには、専門職者としての力をつけて、維持・向上するための努力が必要です。

引用文献

1）任和子・大西弘高編：ナーシング・グラフィカ―基礎看護学⑤臨床看護総論. メディカ出版；2020. p.156.

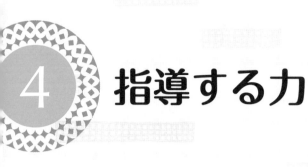

4 指導する力

「指導」とは、字のとおり指し示して導くことです。

一方、「教える」の「教」の字の右側の「攵」(攴<ruby>のぶん<rt></rt></ruby>)は、手に木の枝や鞭を持って何かを打つことを意味します。そして、左側の「爻<ruby>こう<rt></rt></ruby>」と「子<ruby>こ<rt></rt></ruby>」は、建物の中に子どもがいることを表しています。ですから、学校に子どもたちを集めて先生たちが鞭(木の枝)で打って励ますことが、この字の成り立ちです。

教育の「教」は厳しく、指導者主体のものですが、**「指導」とはあくまで学習者中心**です。学習者が知識を理解して説明できるようになる、または、学習者が自ら実践できるところまで導いていくことです。

>> 包帯法を「教える」

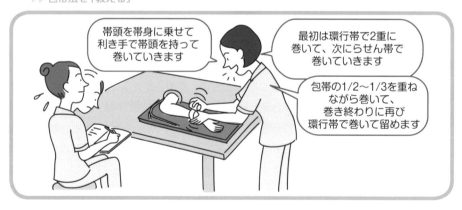

>> 包帯法を「指導する」

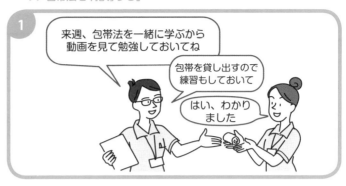

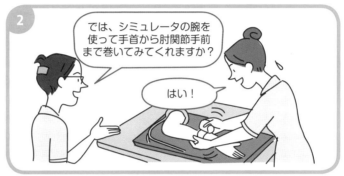

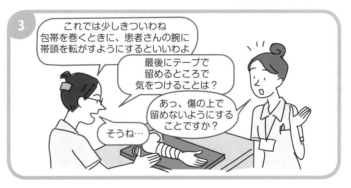

　前頁の場面は教える、上の場面は指導です。

　「教える」では、伝えたいことや知っていることをただ話せばよいのですから楽ですね。ここでの指導者の準備は、教えることを忠実に覚えて伝えられるようにしておくことです。

　しかし、「指導」では、学習者の事前学習の達成度やパフォーマンスに基づいて、アドバイスする部分を考えたり、知識について発問をしたり、一緒に調べてみたりというかかわりが必要となります。ここでの指導者の準備は、次のようになります。

指導者が準備すること

①学習者のレディネスの把握：何を知っていて、何がどこまでできるのかの把握。学習者の
　性格なども知っていたほうがよい
②①に沿って指導の目標を立てる
③②に沿って具体的な学習内容・方法・時間を決める。ここでは発問なども考えておくとよ
　い
④評価方法を決める
⑤学習者のレディネスや学習内容に沿って事前学習の内容と方法を決める
⑥指導後に、学習したことを実際の患者でどのように経験させるか考える

　つまり、後輩指導では「指導をデザインする力」が必要となるのです。従来の指導を踏襲したかたちで、毎年代わり映えしない研修や勉強会を行うのではなく、きちんと理論などを学習して常に指導方法を刷新していく力が必要です。

　以下に、指導力を強化するために役立つ理論を紹介します。

1）指導をデザインする際に役立つ ID 理論

　指導をデザインする際に参考になるのが、ID（Instructional Design）理論です。

　ID 理論では、**図 12** に示すように、学習者のレディネスと学習目標を明確にすることから始まります。看護の指導は実践での応用を目指していますから、学習目標は現場で求められるパフォーマンスにつながるように設定します。また、学習目標を定めると同時に、評価方法を決めておく必要があります。たとえば先ほどの例であれば、包帯法の評価表を事前に準備しておくということです。学習者のレディネスと学習目標にギャップがあるので、そこをどのように埋めるかが学習方略となります。

　ID 理論の基本的なプロセスモデルである ADDIE モデルを**図 13** に示します。これは、学習者のレディネスなどの「分析；Analysis」→学習の「設計；Design」→教材などの「開発；Development」→教育の「実施；Implementa-tion」と進みます。どの段階でも、「評価；Evaluation」が必要となります。これらの 5 つの頭文字をとって、ADDIE モデルといわれています。

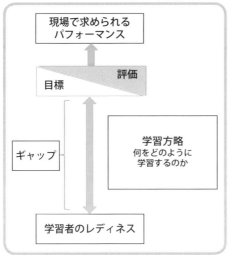

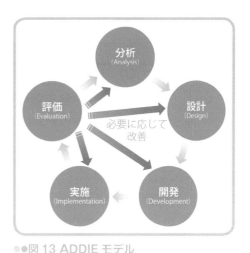

●●図 13 ADDIE モデル

●●図 12 ID 理論の考え方

2）学習の進め方を考えるときに役立つ学習理論

　デイヴィッド・メリルは、構成主義の視点から提唱された ID 理論に共通する方略を「インストラクションの第一原理」として 5 つの要件にまとめています（**図 14**）[1]。構成主義とは、経験として、それまで学習したことや身につけた技術と、新たに学んだ知識や技術を学習者自らが構成していくという、学習者主体の学習の考え方です。メリルの第一原理は、現実に起こり得る問題を提示して解決に向かっていくという学習方法です。

　現実に起こりそうな問題（Problem）を学習の中心に置いて、学習者は、まずは Activation で既習の知識や技術を想起します。指導者は、既習の知識や技術とこれからの学びの関連性に学習者が気づけるようにかかわり、Demonstration に進みます。ここでは、教える（Tell）ではなく身近な事例を例示（Show）しながら説明します。たとえば、心電図の取り方の説明ではなく、狭心症の発作を起こした事例などを示しながら説明するということです。

　次に、Application に進みます。ここでは、学習者が学んだ知識や技術を応用したり、練習したりします。指導者は、

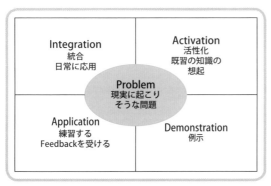

●●図 14 メリルのインストラクションの枠組み

学習者に対してフィードバックをしながら学習を支援していきます。そして、最後の Integration で、日常に応用して振り返る機会をつくります。前述の例であれば、臨床で実際の患者の心電図を取ってみるということになります。

　勉強会や研修を企画する際には、それまで行ってきた方法をこの理論に照らして改善するとよいでしょう。

3）徒弟制から認知的徒弟制へ

　ナイチンゲールは著書の中で次のように述べています。

　「『病気の人』を看護するのが専門的看護であり、それを教えることができるのは、**患者のベッドサイドや病室、病棟においてだけです**。決して講義や本からは学べるものではありません。ただし、講義や本から学んだことも適切に活用すれば、補助的な知識として役立つものにはなるでしょう」[2]（下線は筆者による）。

　講義や本からは学べるものではないというのは大げさですが、おそらくナイチンゲールは、ベッドサイド、クライエントのもとで学ぶことが非常に重要であると伝えたかったのでしょう。

　ところで皆さんは、徒弟制を知っていますか？　仕事を行いながら先輩の姿を見て学び、成長していくという職業的教育制度です。見習いですね。中世ヨーロッパでは親方―職人―徒弟という身分があり、徒弟が親方の家に住み込んで職人へと育っていったことからこの言葉が使われています。

　看護の教育は徒弟制的といっても過言ではありません。先輩のやり方、病棟のローカルルールで育てられるので、新しい職場や病棟に行くと全くの新人同様に、その場のルールを見習わなくてはならないというのはよくある話です。

　第 1 章でプロフェッショナルについて説明しましたが、右の**イラスト**に示したような古い徒弟制では、プロフェッショナルには到底なり得ないと思います。

>> 徒弟制①

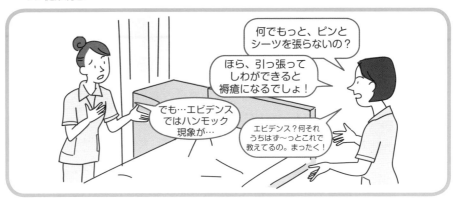

>> 徒弟制②

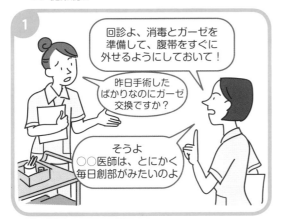

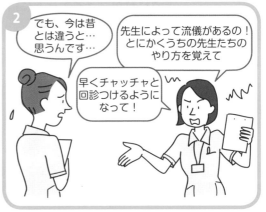

　しかし、現場で学ぶことはきわめて重要なので、ここでは新たに認知的徒弟制[3]という指導方法を紹介します。

　認知的徒弟制でも、職人の見習いをモデルにしています。ですから状況から切り離された学習ではなく、現場にいながら、先輩のモデルを見ながら学びます。徒弟制では、親方が何の支援もしてくれない、教えてくれない、使い走りで終わるということもあるかもしれませんが、認知的徒弟制は徒弟制の現場で見習うことをモデル化して、学習者（徒弟）がきちんと成長していけるように組み立てられています。具体的には、次の4つの段階があるとされます。

認知的徒弟制の4段階
①徒弟が親方の作業を見て学ぶモデリング（modeling）
②親方が手取り足取り教えるコーチング（coaching）
③徒弟にできることを確認して自立させるスキャフォルディング（scaffolding）
④親方が手を退いていくフェーディング（fading）

　認知的徒弟制では、実際の現場あるいはシミュレーションなど実際の現場に近いところで、状況と後輩のレディネスを見極めて育てていきます。実践を行いながら、その道の専門家としてのもののとらえ方や認知、技術を学んでいくのです。

　認知的徒弟制ですから、指導者の認知を明確に伝えるとともに、学習者の認知にも働きかけて段階的に進むように指導していくことが重要です。4 つの段階を意識しながら、現場で指導を行い、後輩とともに「看護職者としての認知」を意識していくことが、新しい指導実践につながるかもしれません。

　指導する力は、指導者というポジションに就けば、経験さえ積めば強化されるものではありません。**指導する方法はさまざまですが、核となるものは、指導者自身がクライエントに信頼されて、個別性を考えて日々丁寧に看護をしているか**だと思っています。どんなに効果がある指導方法を身につけても、指導者自身が看護職者としての誇りと実践力をもたなければ、宝の持ち腐れに終わります。よい先輩たちの中で育てば、自然に後輩もそのようになるのではないでしょうか。

　ナイチンゲールの言葉を借りて私の思いを伝えます。

　「高い意識を維持しながら『それこそが自分の天職であり、自分はそのために選ばれたのだという事実を確かなものにする』ためには、どうすればいいのでしょうか。目的と行動を共有する人たちと良い仕事をしていれば、そこには自然に共感（団結心）という絆が生まれます。それを、さらに醸成していくのです」[4]

引用文献

1）Merrill, M. D.：First principles of instructions, Educational Technology Research and Development. 2002；50（3）：43-59.
2）フローレンス・ナイチンゲール著，早野 ZITO 真佐子訳：ナイチンゲールと「三重の関心」―病をいやす看護，健康をまもる看護．日本看護協会出版会；2020．p.4.
3）Lave, J., Wenger, E. 著，佐伯胖訳：状況に埋め込まれた学習―正統的周辺参加．産業図書；1993.
4）前掲 2）．p.30-31.

5 生涯にわたって自己研鑽する力

　科学技術が進展し、物と人との関係、人と人とのコミュニケーションのありようや、情報の取り方、学習教材を含めた学習の方法などが急ピッチで変わっています。もちろん、医学・薬学・看護学など、医療に関する学問領域も日夜進歩しますので、医療の世界もめまぐるしく変化していくでしょう。ですから、私たちは常に、新しい知識や技術を学び、訓練して、クライエントに提供していかなければならないのです。

　私たちは、人を対象として看護を提供していきます。ですから、人を取り巻くさまざまな分野に興味をもって、人としても教養豊かに成長していくことが大切です。

　こうした視点から、皆さんにぜひ取り組んでほしいことを 5 つ挙げます。

1) 一般教養や社会情勢に関心をもつ

　看護学だけではなく、幅広い教養を身につけることに関心を寄せてください。今社会に何が起きているのか、政治・経済・国際社会、スポーツや芸術に関することにも意識的に関心を寄せて、学ぶようにしましょう。

　今は、新聞だけでなく、情報番組でもインターネットでも、それらがわかりやすく解説されています。特に指導的立場にいる方には、世界の教育、日本の教育の課題や変化に敏感になってもらいたいです。初等教育や中等教育のあり方は、その後の高等教育に必ず影響してきます。私たちの元に来た新人がどのような教育を受けてきたかは、私たちがどのように彼らにかかわり、どのような指導を行えばよいかのヒントになります。

2）語学と文化で豊かな国際感覚を

　　国際化が進んでいます。ぜひ、語学に興味をもってスキルアップしてもらいたいと思います。文法的に間違っていても、伝えようとする気持ちが大切です。また、伝える経験が語学を学ぶモチベーションにつながりますし、語学力を向上させるのだと思います。

　　私たちの対象は人ですから、どの言語を使う方とも、その人の言葉を受け止めてこちらも伝えることに努力しながら、関係性を築き、ケアにつなげていきたいですね。

　　さらに、文化を勉強することも重要です。私たちは生活を支援する役割を担っているので、対象の文化に理解を示す、興味をもち知ろうとする気持ち、学ぼうとする姿勢を忘れたくありません。日本の常識は世界の非常識かもしれませんから。

3）専門家の基盤である知識を強化する

　　看護の資格は更新制ではありません。ですから、どうしても卒業後、年数が経過するほど知識の偏りが出てきます。看護師国家試験の問題レベルは、看護職者として最低限、身につけておく知識だと思います。国家資格をもっている者として、今どのような知識が最低限必要かを試すには、毎年国家試験の問題を入手して、解いてみるとよいでしょう。

　　そうは言っても一人では続かないでしょうから、「国家試験を解いてみよう運動」でも行って、私も広めてみようと思います。施設内で「国家試験を解いてみよう会」をつくるのもいいですし、「今年の国家試験からピックアップ」と、何問か解いてみるような試みも刺激になるでしょう。

4）看護を学ぶ、看護を問う

　　看護職の方々は、本当によく学ぶと思います。看護職を対象としたセミナーやワークショップも多くあります。研修会などに参加すると、多くの方々が必死に学ぶ姿に感動します。生涯学習を実践している職種なのだと感じます。

　　しかし……それが看護の現場に応用されているのか、看護の現場での行動変容に至っているのかという疑問がわいてくることがあります。心電図や

フィジカルアセスメントの研修などは人気がありますが、臨床で応用されているのかは見えてきません。研修に参加することが目的となっている方もいるのではないかと思ってしまいます。

なぜ学ぶのか——、それは「**看護**」の質を維持し向上していくためです。施設内の勉強会でも、疾患についてはよく学んでいます。でも、それを看護に活かさないと何の意味もないのです。

看護と医学では目の前で起きていることへの思考が異なります。たとえば患者が発熱したとき、医師であれば、発熱のメカニズムから原因を考え、検査の必要性を考え、必要であれば検査をして、診察と検査結果から疾患を推論して診断し、発熱の原因をやっつけるための治療を考えます。看護であれば、患者が発熱したら、医師と同じように発熱のメカニズムから原因を考えます。そして、その人固有の生活と環境の中で症状を悪化させるものが何か、改善に向かわせるには生活をどのように整えるとよいのかを考えて、暑がっていれば部屋の温度を下げ、冷罨法を行い、食事を消化のよいものにして、体力を温存させるために安静にして、眠れるようにして……と考えていくのです。

ただし、矛盾するようですが、患者にとってよいケアを提供するためには、解剖生理、疾患や薬学の知識が必要なことも事実です。身体的な問題を予測したり、異常を早期に発見したり、薬剤の効果の発現・副作用を念頭において患者の状態に合ったケアを提供するためです。これらの知識が薄いと、看護も浅いものになってしまうからです。

注意したいのは、疾患の知識さえあれば看護ができると勘違いすることです。ナイチンゲールの著書から、これに関して考えさせられる箇所を紹介します。

「看護師の訓練が書物からの知識に依存する傾向が強くなっている今、診断や病理の理解だけで満足しがちなことに本当の危険性が潜んでいるかもしれません。たとえ治療法がもうない患者でも、あらゆることを考慮して緩和の知恵やリソースなどを求めていく、そうした姿勢が失われていくという危険です」[1]

看護を学び続けるにはどうすればよいかについては、次の項で紹介していきたいと思います。

5）リカレント教育のすすめ

リカレント教育とは、義務教育や基礎教育を終えて社会人となっても、スキ

ルや能力向上、新しいキャリアの選択などのために、教育機関に戻って教育を受けることです。

　リカレント教育のメリットは、教育を受ける目的が明確なため、学習意欲が高く、習得効果も高いことです。そして、学び直しによって深められた専門的な知識や知見を現場で活かすことができます。私自身も 30 代の 9 年間は、大学・大学院で児童学を学ぶとともに、大学院では研究に専念しました。自分で学費を払っていたので、休講なんてもってのほか、とにかく学費以上に学ぼうと必死だったことを思い出します。学部生時代は小学校の教員免許が取得できるコースに在籍していましたので、そこで学んだ教育に関する基本的な知識と技術は今も役立っています。また、大学院での学びは、研究や執筆活動の基盤となっています。

　今、看護系の大学院も増えています。どうぞ、大学・大学院に戻って学び直し、教養に深みをつけて、人としても豊かに、そして、専門家としてもスキルアップを図ってほしいです。

　学び続ける意味を、ナイチンゲールは自らの知人の言葉を借りながら次のように述べています。この章の最後にふさわしいと思い紹介します。

　「教育・指導・訓練、これらはすべて私たちの道徳的・身体的・精神的能力を全面的に発展させるためにあります。それも将来のためにより高みを目指す訓練の場として今の人生を捉えて行うものです。そのとき、規律は秩序と方法を包含するものとなります。自然の法則（神の法則）の知識を学んでいくにつれ、私たちは秩序と方法、それぞれのあるべき場所や働きについて理解できるようになるだけでなく、物でも力でも空間でも、どこにも無駄なものはないことを理解していきます。また、慌てる必要がないことも学び、自分自身や周りの環境について忍耐力をもつことも学んでいきます。それゆえ私たちは、学んでいくにつれより自己を律することができ、自分が置かれた場所での仕事により満足するようになり、仕事の結果ばかりを気にするより、今自分に与えられている仕事の責任を十分に果たしたいと、より強く思うようになります」[2]

引用文献

1）フローレンス・ナイチンゲール著，早野 ZITO 真佐子訳：ナイチンゲールと「三重の関心」―病をいやす看護，健康をまもる看護．日本看護協会出版会；2020．p.37．
2）前掲 1）．p.13-14．

看護実践力を伸ばす指導例

1 看護職者の誇りをもって指導する

1）指導者とはどうあるべきか

　第3章では、看護職者の看護実践力を伸ばす指導について、例を示しながら説明していきます。

　本章では主に病棟での場面を例に説明していきますが、病棟以外のどのような場の指導にも参考にしてもらえると思っています。皆さんには「看護職者は誰のためにいて、どのような役割を果たさなければならないのか、そして指導することの意味とは」を考えながら読んでいただきたいです。

　最初に、**指導者とはどうあるべきか**、について考えてみたいと思います。

　私も皆さんと同じく、先輩から多くの指導を受けてきました。今でも受けていますし、そして、若い頃と同じではないけれど、確かに成長していると感じています。

　臨地で実際に看護に携わっていた頃は、申し送りやカンファレンス、日々のケアを通して、細かなところまで指摘や指導を受けました。それは、今では考えられないような厳しいものでした。しかし、どのような指導も、そこには先輩の明確な看護観があったと感じていますし、何より先輩たちが日々相当に勉強する姿を見てきました。

　先輩の指導はいつでも、私が患者中心に物事を考えて実践していないことや、勉強不足で患者の把握が不足していることを感じさせるものでした。ですから、私は「看護師とは、看護という仕事は」を常に考えながら育ってきたと思います。何より先輩の指導は、「患者さんのいのちの上でわれわれは学び成長させていただいている」という、**患者が一番の師である**ことを常に私に意識させるものでした。

　私たち看護職者は、1つの薬も、1回の食事も、体を拭くための1枚のタオルを患者に渡すときでさえ、いいえ、患者とかかわるすべての瞬間において、

細心の注意を払い、専心すべきです。それがほんの少し欠けたことが、時として患者のいのちにかかわるかもしれないからです。それだけ、看護職は、誠心誠意クライエントに尽くすことが求められる仕事です。どんな観察、配慮、予測をしなければならないかを個々のクライエントごとに考えていくために、日々勉強しなければならない仕事なのです。

2）よい指導を行うために

　さて、近年、指導者対象の研修で講師をさせていただくことが多くなりました。受講者とかかわる中で、「看護の質が低下した」「どうしてこうなるのかというインシデントが多い」などの話を聴くことが多いです。そして、「どう指導したらよいのかわからない」「多忙で指導に割く時間がない」「指導は大変だ」と嘆く声をたくさん聴きます。おそらく、指導者のための研修に多くの方々が参加されるのも、指導方法などの書籍が売れるのも、そのようなことが背景にあって悩まれている方が多いからではないかと思うのです。

　35年以上、この道で指導を受けてきた私が、「よい指導を行うために心得ておくとよいこと」について、皆さんにお伝えしたいと思います。

（1）指導者としてではなく、同じ看護職者として後輩や仲間とかかわる

　指導する側が指導者としてかかわると、そこに気負いが生じます。そして、わからないことをわからないと言えなくなり、知っていること、できることのみを教えることになります。また、後輩だけが指導の対象となり、経験がある仲間に看護職者としての意見が言えなくなります。看護職者としてクライエントにどのような看護を提供していくのかを、後輩に指導するのみでなく、「看護」の視点で仲間と議論し、仲間にアドバイスできてこそ、専門職者としての指導者といえます。

（2）指導者自身が専門職者としての自信と仕事への誇りをもつ

　日常的に、専門的な知識でクライエントをアセスメントし、他職種に看護職者としての意見をきちんと伝えること、この仕事の素晴らしさを後輩や仲間と語り合うこと、生き生きと働く姿を周囲に見せることが一番の指導です。

（3）後輩や同僚を慈しみ、思いやる

　後輩は「できない人」ではなく、「できるようになる人」であり、また、経験を積んだ人、独り立ちしたといわれている人は「できる人」ではなく、錯覚したり思い違いがあったりと、「常にヒューマンエラーの危険性をはらんだ一人の人」にすぎないのです。ですから、後輩のみでなく、すべての仲間を慈しみ、思いやり、チームでクライエントに最善の看護を提供するのです。そのような職場にしていくのです。

　看護管理者は、この3点を自らの役割としてしっかり認識し、スタッフ教育を行うべきです。**スタッフの質を嘆く前に、新人の実践力のなさを憂う前に、自らの管理者としての働きの何がよくて、何が足りないのかを十分にリフレクションし、彼らを専門家集団に育て上げる努力をすべきです。**

3）指導的な立場にある者の務め

　管理職や指導的な職位にあるということは、職位に見合った働きをして、責任を果たしていくことが求められます。

　管理職や指導的な職位にいる皆さん、プロフェッショナルなケアを患者に提供していますか？　管理者の方は、ベッドサイドに足を運んでいますか？　自らの「看護」や「看護観」をスタッフに日々伝えていますか？　スタッフ一人ひとりを見つめていますか？　看護以外の社会の状況をキャッチして、今の看護そしてこれからの看護を見据えていますか？　今、行っている指導や学習方法は、経験の浅い者を見くびって、その職場の古い慣例という枠にはめ込むような時代遅れのものではありませんか？　あなた自身も、そして後輩たちについても、プロフェッショナルとしての未来を描こうとしていますか？

　ナイチンゲールの著作から、彼女らの時代に看護師同士がともにいる"ホーム"をもたない個人雇用看護師についての心配を述べた文章を紹介します。

　「看護ホームがないことは、目標を守るうえで致命的です。（中略）仕事の合間に賢明で愛情あふれる指導を受けられる共通のホームを通じて、esprit de corps（団塊の気概—同じ目標をもつグループの気概）をもたなければ、たちまちその質が低下してしまいます」[1]

　病院にたとえるならば、病棟が最小のホームでしょう。そこで愛情あふれる指導を受けられることが、看護職者としての後輩の育ちに欠かすことができないということです。

　管理職や指導的立場に就いているすべての方に、日本看護協会が出している看護業務基準の「2. 看護実践の組織化の基準」を今一度読んでいただきたいと思います。ここに骨子のみを示します[2]。

> **2. 看護実践の組織化の基準**
> 2-1　看護実践は、理念に基づいた組織によって提供される。
> 2-2　看護実践の組織化並びに運営は、看護職の管理者によって行われる。
> 2-3　看護管理者は、良質な看護を提供するための環境を整える。
> 2-4　看護管理者は、看護実践に必要な資源管理を行う。
> 2-5　看護管理者は、看護実践を評価し、質の保証に努める。
> 2-6　看護管理者は、看護実践の向上のために教育的環境を提供する。
>
> （日本看護協会：看護業務基準 2016 年改訂版. 日本看護協会；2016 より改変）

引用文献

1）フローレンス・ナイチンゲール著，早野 ZITO 真佐子訳：ナイチンゲールと「三重の関心」―病をいやす看護，健康をまもる看護. 日本看護協会出版会；2020. p.32-33.
2）日本看護協会：看護業務基準 2016 年改訂版. 日本看護協会；2016.
〈https://www.nurse.or.jp/nursing/practice/kijyun/pdf/kijyun2016.pdf〉（2021.7.1 確認）

2 何を目指して指導するのか？

1)「業務」と「看護」

　新人看護師があなたの部署に配属されました。何を目指して指導をしますか？　「看護チームのメンバーとして、与えられた業務ができるようになること」ですか？　それは、**「見た目に何とかできるようになること」**になってしまっていないですか？

　また、退職を決めた看護師から、「業務に振り回されて看護ができなかった」などという言葉を聴くことがあります。「業務」って何でしょうか？　看護の仕事ではないのでしょうか？

　デジタル大辞泉では、「業務」は「職業や事業などに関して、継続して行う仕事」と説明されています。また、「仕事」については、「1 何かを作り出す、または、成し遂げるための行動／2 生計を立てる手段として従事する事柄。職業／3 したこと。行動の結果。業績」と説明されています。つまり、「ある仕事を成し遂げるには、さまざまな業務を行う」というイメージでしょうか。

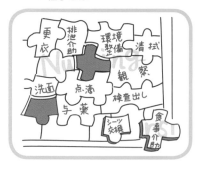

>>仕事とは

　病棟では、勤務中に「診療の補助」と「療養上の世話」に関するさまざまな業務を行い、それらすべてを行って、その日の看護の仕事を成し遂げたことになります。このパズルのように。

2)「業務」に振り回されるとは？

　では、一つひとつのピース（業務）に振り回されて看護ができなかった、と感じる理由を考えてみます。

　一つには、ピースの数が多すぎて、手つかずで残ってしまうピース（業務）が常にたくさんあるということでしょうか。あるいは、一つひとつのピース（業務）が「やっつけ仕事」になっていて、患者の個別性など考えずに終えてしまっているのかもしれません。

　前者の場合は、業務量を減らしてその人がこなせる量にすること、また、技術が未熟なのであれば、訓練をしてその精度を上げれば技術提供の時間を短縮できるので、ピースを増やすことができます。さらに、専門的な知識が応用できず浅いアセスメントになっているのであれば、知識を強化したり、カンファレンスをしたりして、先輩も一緒にアセスメントを行うような訓練をすれば、そのうちできるようになります。焦らなくても、周囲の協力や指導的なかかわりがあれば、いずれ解決できます。

　問題は後者のほう、「やっつけ仕事」になっている場合です。「やっつけ仕事」とは、時間内で業務を終わらせなければならないので、一つひとつの業務が雑になっているという意味です。雑になるというのは、**看護職者としての思考過程を経ずに行為だけ行って、終わったことにしている**ということです。次の場面のような感じです。

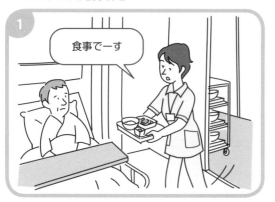

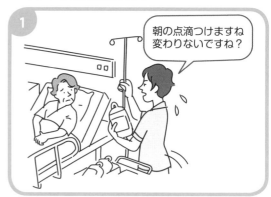

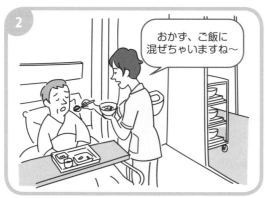

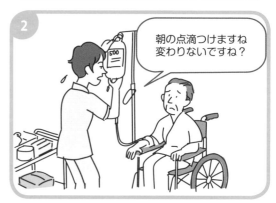

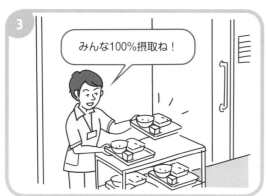

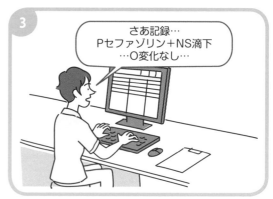

　たしかに、こうすれば食事介助は終わったことにできるし、点滴も行ったことになります。

　しかし、これらは「看護業務」ではありません。

　基本的に、看護職者が行う業務は、クライエントに直接提供するケアだけでなく、電子カルテの入力も、承諾書などの書類の整備も、すべて含みます。「看護（ケア）」と「業務」が離れることはないのです。

「業務が忙しくて看護（ケア）ができない」というのは、看護職者という専門職者が行う「看護業務」を行っていないということです。それは、看護職者として恥ずべきことなのです。

　ただの業務であれば、AI 搭載の看護ロボットが行えばよいのです。コロナ禍の影響もあり、医療や福祉の現場で活用されるロボットの開発や利用は急速に広がっています。自律的に移動して食事やタオルを渡したり、点滴を交換したり、フィジカルイグザミネーションを行い医師の指示に照らして判断するなどのことが簡単にできる看護ロボットが登場するのも、遠い未来の話ではないのです。

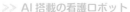
>> AI 搭載の看護ロボット

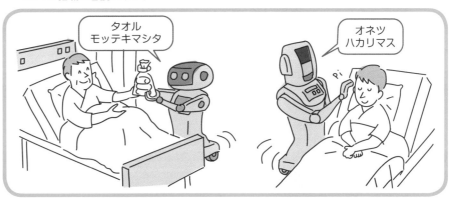

3）看護職者が行う「看護業務」

　われわれ看護職者が行うことに、「ただの業務」なんて一つもありません。すべて「看護業務」です。

　2016 年に出された改訂版「看護業務基準」には、「看護業務」について、看護職者が「何を」「どのように」すべきか、また「看護実践」は、看護職が対象に働きかける行為であり、看護業務の主要な部分であることが明示されています[1]。

1. 看護実践の基準

<u>1-1 看護実践の責務</u>
1-1-1 全ての看護実践は、看護職の倫理綱領に基づく。
1-1-2 人の生命及び尊厳を尊重する立場に立って行動する。
　　　(略)いかなる理由があろうとも、自らの専門職に課せられたこの責務を全うしなければならない。また、他者による人の生命及び尊厳を損なうような行為に気づいた場合も、看護職は疑義を申し立てる。
1-1-3 安全で、安心・信頼される看護を提供する。
　　　(略)その人が持っている力を最大限引き出すように、専門知識に基づき支援する。また、自己の看護実践の質の向上に努め、社会から信頼される専門職であり続けるよう研鑽に努める。

<u>1-2 看護実践の内容</u>
1-2-1 看護を必要とする人を、身体的、精神的、社会的、スピリチュアルな側面から支援する。
　　　(略)生涯を通じてその人らしい生活を送ることができるよう支援する。
1-2-2 看護を必要とする人の意思決定を支援する。
1-2-3 看護を必要とする人が変化によりよく適応できるように支援する。
　　　(略)保健医療福祉サービスの提供にあたって、看護職は、看護を必要とする人がその内容と目的を理解し、安心して、積極的に参加できるよう支援する。さらに健康レベルの変化に応じて生活様式や生活環境を調整するための支援を行う。
1-2-4 主治の医師の指示のもとに医療行為を行い、反応を観察し、適切に対応する。
1-2-5 緊急事態に対する効果的な対応を行う。

<u>1-3 看護実践の方法</u>
1-3-1 看護実践の目的と方法について説明し、合意に基づいて実施する。
1-3-2 看護実践に必要な判断を専門知識に基づいて行う。
1-3-3 看護を必要とする人を継続的に観察し、状態を査定し、適切に対処する。
1-3-4 チーム医療において自らとメンバーの役割や能力を理解し、協働する。
1-3-5 看護実践の一連の過程を記録する。

(日本看護協会：看護業務基準 2016 年改訂版．日本看護協会；2016 より改変)

　これは、「看護業務基準」の「1．看護実践の基準」から抜粋したものです。色文字の部分を意識して、一つひとつの看護業務を指導していかなくてはなりません。

　行為のすべてに看護の意味を見出すようなかかわりを常に意識して、「指導」していくことが重要なのです。

4）食事の配膳と介助における指導

　　ここで、食事の配膳と介助についての指導例を示します。**看護職者としての食事の配膳と介助**について考えさせるような指導を、常に現場で行う姿勢が大切です。

>> よくある食事の配膳と介助

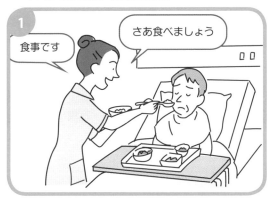

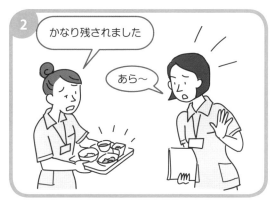

>> 食事の配膳と介助の指導例

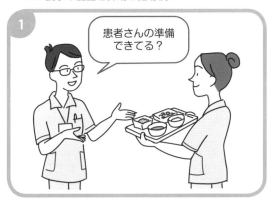

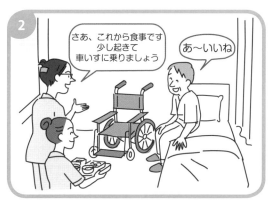

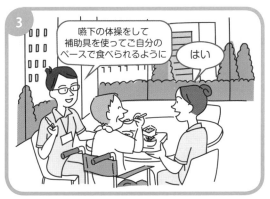

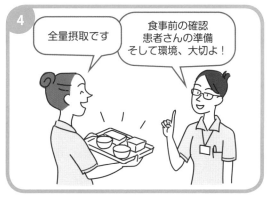

食事に添えられた氏名だけを確認して患者の元に持って行くなら、AIロボットでもできます。看護師であれば、名前だけでなく、アレルゲンの入ったものはないか、正しい治療食かどうか実際の内容を見て確認する、温かさ、冷たさ、盛り付けは食べたくなるものか、そして、患者がどのように食べるのかを理解して必要な補助具を準備し、前後に服用しなければならない薬はないか、どのような場所でどのように食事をしてもらうかを考える必要があります。

　セルフケアの問題が挙がっていて、そこにしっかりとプランが立ててあり、それに沿って本日の状態で評価をするようにしなければならないのです。

　患者の心身の状態と一日の生活を考慮して、ベッドから出られるならば、ロビーや食堂などで食事をしてもらい、環境を変えるのもよいでしょう。ナイチンゲールの『NOTES ON NURSING（看護覚え書き）』の「変化のあること」を後輩に思い出させて、**日常の配膳や食事介助という何気ない実践に、「看護」を意識させるようにかかわること**が大切な指導になります。先に挙げた看護実践の内容と方法を指導に盛り込むのです。日々のかかわりが、後輩にとってはすべて学習なのですから、後輩の指導や教育は重要です。

　ナイチンゲールの著作から、指導や教育の重要性について述べられたところを紹介します。

　「看護師をどのように養成し、管理するかが重視されなければなりません。そのためにほとんど新たな出発をつくらなければならないと言っていいほどです。そうしなければ、看護は天職としての誇りをもつことをやめてしまうかもしれません。数年のあいだ興味深い職業につき、できるだけ最小限の仕事をして、できるだけ楽しむ。そんな自由な人生を送るという風潮があるのは、看護に危険が差し迫っていることを意味しているのかもしれません」[2]

　ナイチンゲールがこれを書いたのは、今からおよそ130年前です。しかし、新しい。現代にも通じるものです。われわれが未来に向かってどのような専門家を輩出していくのか、看護という仕事をどのように高めていくのかはわれわれ次第だと、ナイチンゲールに言われているようです。

引用文献

1）日本看護協会：看護業務基準 2016 年改訂版．日本看護協会；2016.
　〈https://www.nurse.or.jp/nursing/practice/kijyun/pdf/kijyun2016.pdf〉（2021.7.1 確認）
2）フローレンス・ナイチンゲール著，早野 ZITO 真佐子訳：ナイチンゲールと「三重の関心」―病をいやす看護，健康をまもる看護．日本看護協会出版会；2020．p.33-34.

OJTで鍛える
看護職者の思考過程

1) 再び、看護過程に立ち戻る

　ナイチンゲールは、現場で教えること（OJT）をとても重要視していました。看護は、実践あってのものだからです。

　多くの施設で、管理者や指導的な立場にある人たちはOff-JTで研修を企画し実践することに多大な力と時間をかけていますが、それらが現場の看護の質を上げているのかという視点で評価すべき時が来ています。OJTの充実、つまりOff-JTでの学びが実践で活かされるような指導と、それができる環境や風土をつくっていくことが大切です。そして、われわれ一人ひとりが、日々の経験を看護の実践知として意識して積み上げること、それを周囲に見えるかたちで表現すること、実践の中で心と体を使って後輩に伝えていくことです。

　そこで重要となるのが、**プロフェッショナルとしてどのように対象をとらえるか、どのように看護を考えて、実践していくか**ということです。看護職者としての思考過程、つまり、「看護過程」です。

　「看護過程」は基礎教育で必ず学びます。ただし、私は、基礎教育で重要なのは、学生が看護職者としての思考過程を修得すること、医療者として、看護職者として、ふさわしい規範を身につけることであると考えています。ですからここでは、**臨床に出てからの看護過程**について改めて考えてみたいのです。

2) 座学での学びと、臨床での学びに生じている乖離

　私の大学では、ペーパーペイシェントを使って学内で看護過程の基本を学び、その後、実際の病棟で患者を受け持ち、現場での看護過程の一連を体験、そして、再び対象別の看護を座学や演習で学び、次のステップとして、対象別に看護過程を展開していきます。

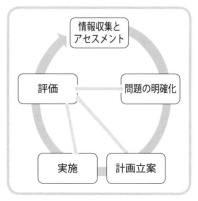

●● 図 15 看護過程の 5 段階

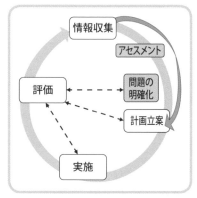

●● 図 16 後追い看護過程

　最終学年では、それをさらに進めて統合実習に臨みます。座学・演習・実習を反復し、看護職者として成長していけるようにかかわります。しかし、**基礎教育では、座学での看護過程の学びと、臨床での実践を通しての学びに大きな乖離が生じています**。それは、看護過程の 5 つのステップ（**図 15**）を一つずつ押さえていくと時間がかかることによるものです。

　特に乖離が大きいのは、「情報収集とアセスメント」「問題の明確化」の部分です。情報収集には、マージョリ・ゴードン（1931-2015）やヘンダーソンなど、下敷きにする看護理論の枠組みがあるので、そのすべての枠について情報を埋めてからアセスメントすると数日かかってしまいます。情報を記録用紙に埋め込むことが終わったら、そこから問題を明確にしていきますが、慣れない学生は、文章にするのに時間がかかります。実習の行動計画では、情報収集・見学・コミュニケーションを図ることだけに何日も当てられないので、「問題の明確化」という Step を仕方なくスキップして（**図 16**）、とりあえず、明日の計画を立てることになります。

　たとえば清拭であれば、テキストの手順を書き写すような計画になってしまうでしょう。そして、「この患者さんにとっての清拭は？」などと指導者に問われることになります。

　さらに、在院日数の短縮化が進んでいますから、看護計画の立案半ばで患者が退院することも頻繁に起こります。学生は、患者が退院してから後追いで記録をまとめ、看護過程を文章化することになります。つまり、「実情」と、看護過程を言語化した「記録」との間にタイムラグが生じてくるのです。学生は、看護過程は記録上のことで、実習が終わってからまとめるものだという間違った認識をもつかもしれません。そして、それが、卒業後に看護過程を臨床でうまく使えない一つの原因となっているようにも感じられるのです。

　おそらく、看護理論もそうでしょう。誰がどのような看護理論を打ち立てたのかという難しい部分ばかりが印象に残って、理論の素晴らしさに感動するところまでいかないのです。また、クライエントをアセスメントしたり、クラ

イエントと看護職者との関係について振り返る際に活用したりという体験を
していなければ、実際の現場と看護理論が乖離してしまい、結局、臨床では使
われないということになるのです。

3）看護過程は電子カルテの中にだけ存在する？

　看護過程に話を戻します。第2章では、看護過程のアセスメントを取り上げ
て、そこにはクリティカルシンキングとロジカルシンキングが必要であると説
明しました。そして、看護過程を展開することは、看護がたしかに専門領域で
あることの証であり、質が高く、対象のニーズに合った看護を保障することに
つながるとも説明しました。

　実践の中での、実践に即した「看護過程」はとても重要です。「看護職者と
して考える」からこそ、われわれは専門職者といえるからです。理想とすると
ころは、基礎教育での看護過程の学習をさらに現場で発展させ、クライエント
をどのようにアセスメントするのか、看護独自の問題は何かなどを、カンファ
レンスで活発に議論して実践に活かすことです。しかし、実際には、**図17**に
示すように「看護問題」「看護計画」「評価」が実践とは離れた電子カルテの中
だけにあるように思います。なぜ、そのようなことが起きるのでしょうか。

　クライエントの目標を多職種で共有し、標準的にはどのように医療提供が
進んでいくのかを表した「クリニカルパス」や、経験の違いによる差をできる
だけ少なくするために作られた「標準看護計画」が用いられていることも影響

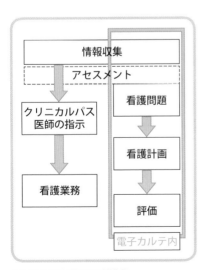

●● 図17 実際の思考過程

しているかもしれません。申し送りの短縮化や廃止に
より、前勤務者やチームがどのように対象をとらえ
て、何を問題にして看護実践をしてきたかを確認し合
う機会が減ったこともあるでしょう。

　多忙な現場では、できるだけ効率的に、標準的に実
践できるようにする工夫も増えています。経過記録を
見れば、最低限の観察項目は明確です。清潔ケアや食
事介助、検査の予定などは、誰にでもわかりやすくリ
スト化されています。あとは医師の指示を確認するだ
けで、とりあえずの仕事はもれなくできるようなシス
テムになっています。

　バイタルサインについては、測定した結果が自動で

電子カルテ上に記録されるシステムもあるようです。自分でバイタルサインを記録して、グラフの流れから、脈拍が増加傾向にある、痛みの軽減とともに血圧が落ち着いてきた、などと記録しながら考える時間さえ**奪われている**のかもしれません。

4）看護の思考と看護実践を離さない「実践型看護過程」

　このスピーディかつコンビニエンスな社会の中でも、人を対象とする看護においては、「考えて、行動できる」人材を育成していかなければなりません。そのために、基礎教育でじっくりと学ぶ「看護過程」ではなく、**実践に合う、迅速型の看護過程**を取り入れていく必要があると感じています。

　この迅速型の看護過程は、「間接的フェーズ」「直接的フェーズ」「行為の中のフェーズ」「行為後のフェーズ」という4つのフェーズから成り、各フェーズにそれぞれのステップがあります（**図18**）。これを「実践型看護過程」と呼ぶことにします。

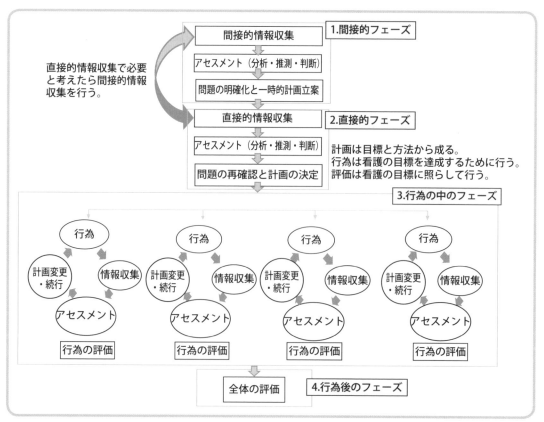

●● 図18 実践型看護過程

ただし、このように図式化するだけでは、絵に描いた餅になってしまいます。実践型ですから、実践の中で積極的にこの思考を確認し合って、日々の「看護業務」を遂行していくことが大切です。

　「**実践型看護過程**」では、「**看護の思考**」と「**看護実践**」を離さないこと、**個人ではなくチームで、「看護の思考」と「看護実践」を言語化して確認し合う**ことを基本とします。それは、実践の中で、常に仲間と「発問」し合い、「答え」を探しながらともに考えて進むことを大切にしているからです。

　看護は、個人プレーではありません。看護は、チームで行うものですし、看護チームが多職種とかかわり合いながら、クライエントに医療を提供するものです。

　「クライエントはどのような人？」

　「クライエントはどのような状態？」

　「クライエントの看護的な問題は？」

　「クライエントの健康と幸せを守るためにわれわれが行うことは何？」

　「クライエントはわれわれのケアをどのように受け止めたか？」

　「クライエントはわれわれが自分のために時間を使ったと感じているか？」

　「クライエントはわれわれが自分のために心を尽くしてくれたと感じているか？」

　「クライエントは本日一日、穏やかに生活できたか？」

などの問いを言葉にすることです。真の専門職者として存在し続けるためにです。

　私たち看護職者は、クライエントのために存在します。クライエントのために看護実践をしているのです。

　皆さんが行っている仕事は「看護実践」ですか？　「やっつけ仕事」ですか？「やっつけ仕事」をしている人には「指導」はできません。また、「やっつけ仕事」をしている環境では、「看護職者」は育ちません。

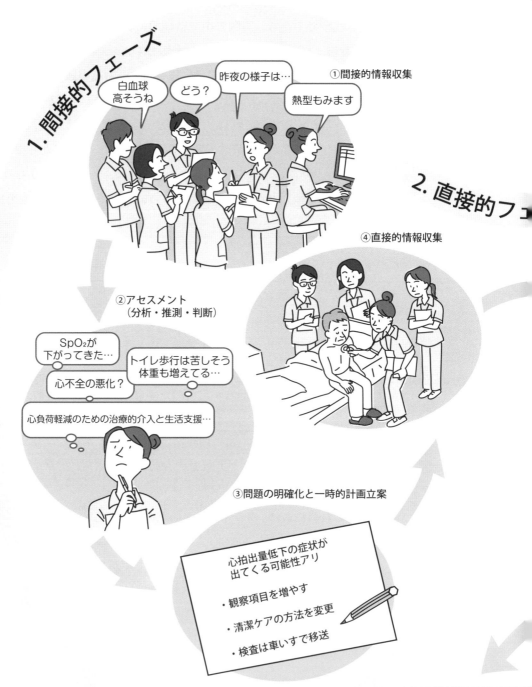

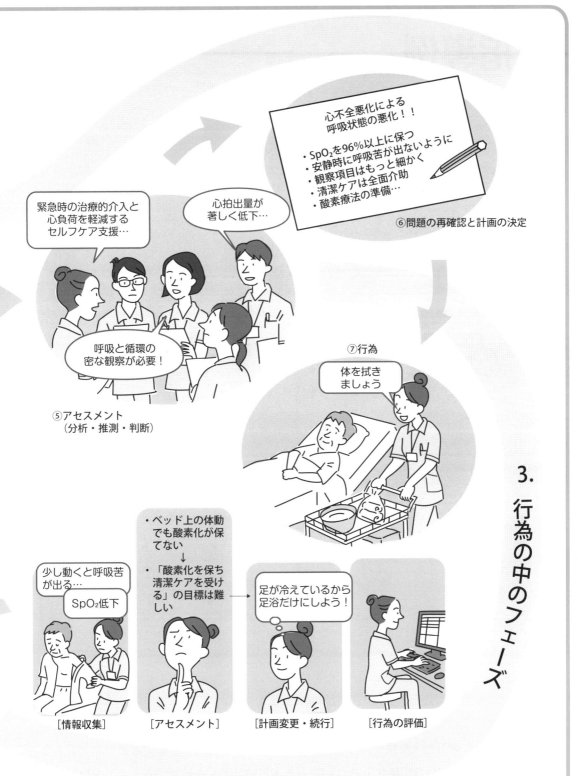

心不全悪化による
呼吸状態の悪化！！

・SpO₂を96％以上に保つ
・安静時に呼吸苦が出ないように
・観察項目はもっと細かく
・清潔ケアは全面介助
・酸素療法の準備…

⑥問題の再確認と計画の決定

緊急時の治療的介入と
心負荷を軽減する
セルフケア支援…

心拍出量が
著しく低下…

呼吸と循環の
密な観察が必要！

⑤アセスメント
（分析・推測・判断）

⑦行為

体を拭き
ましょう

・ベッド上の体動
でも酸素化が保
てない
↓
・「酸素化を保ち
清潔ケアを受け
る」の目標は難
しい

足が冷えているから
足浴だけにしよう！

少し動くと呼吸苦
が出る…

SpO₂低下

［情報収集］　　　［アセスメント］　　　［計画変更・続行］　　　［行為の評価］

3. 行為の中のフェーズ

実践型看護過程を使った指導例

1)「間接的フェーズ」での指導

>>> よくある間接的な情報収集

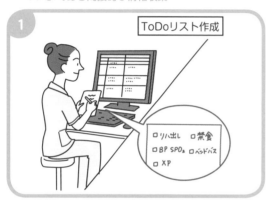

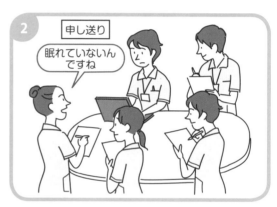

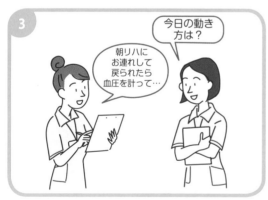

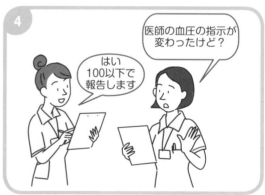

　皆さんの日常は、こんな様子でしょうか?　こうした記録類や申し送りでの情報収集を「間接的な情報収集」とします。

　このフェーズでは、「どのような情報を収集するべきか」と「得た情報についての分析・推測・判断のプロセスを経て、看護職者としてのアセスメントを行い、問題の明確化とそれに沿った本日の計画案を確認すること」が指導のポイントになります。

>> 5マイクロスキルを使った情報収集の指導例

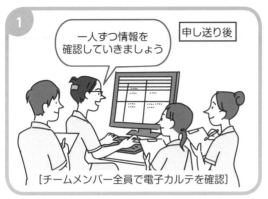

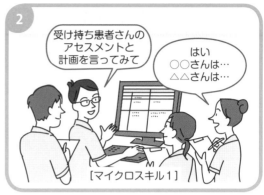

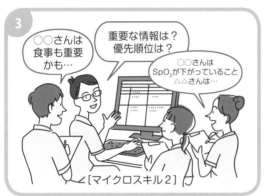

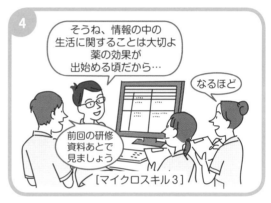

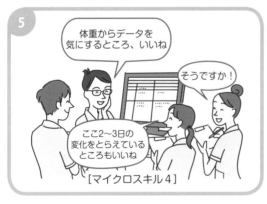

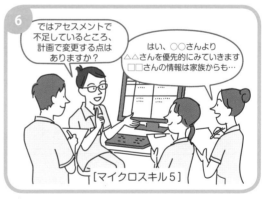

　これは、「5マイクロスキル」(p.131コラム参照) を使って指導した例です。

　「マイクロスキル1」で、受け持ち患者についてのアセスメントと看護問題、本日の計画について述べてもらいます。

　「マイクロスキル2」で、アセスメントの根拠として重要だと考えている情報、優先順位などを説明してもらいます。

　「マイクロスキル3」では、それぞれの患者について、情報収集のポイントや看護職者としての視点、本日の計画の調整やサポートの必要な箇所、報告の

タイミングなどについて、指導者の立場からアドバイスします。疾患についての資料などを確認し合いながら行うとよいでしょう。

「マイクロスキル4」で、よく収集できた情報や、問題点、本日の計画での看護の視点などをほめます。

「マイクロスキル5」では、マイクロスキル3での説明や学習を経て、ほかに重要な情報があるか、現在の看護計画で変更するところはあるかなどを問います。答えられれば、「次回からそのようなところも気がつけるといいですね」となります。答えられなければ指導者が説明し、「気づけるようにしていきましょう」とするとよいでしょう。

＊

「間接的フェーズ」の指導で重要なことは、**情報を収集して、看護問題を見極めて、その日の看護実践を考えられているかをチームメンバーが認識できること**です。

経過記録から観察項目をただ抜き出す、本日予定されているルーチンの処置やケアを確認する、どのような状態になったら医師に報告するかという医師の指示を確認する、などの表層的な事柄だけから看護実践を決めないようにしましょう。

看護過程は、「情報収集」に基づいた「アセスメント」から始まります。ここをきちんと言語化して、その日の看護実践を考えていくことがとても大切です。

情報収集する際には、職場で使用している枠組みを念頭に行うか、または第2章の表7（p.58）で示した「主な看護理論によるアセスメントの枠組み」を使ってもよいと思います。注意すべきは以下の2点です。

（1）「疾患」中心や「診療の補助」の情報に偏らないこと

特に病院では、多職種連携のチームで医療を提供するので、クライエントの健康問題は医師とオーバーラップして共通の問題として進めることが多くなります。ですから、どうしても疾患に関する情報が多くなってしまいます。しかし、看護は、対象の日常生活がどのように健康問題に影響しているのか、健康問題が対象の日常生活をどのように変えたのかという視点で情報収集し、アセスメントすることを忘れないようにしたいです。

医学は、器官・組織・機能という部分に焦点を当てて、どのような治療が効果的なのかを考えますが、看護学では、部分に焦点を当てるのではなく、統一

体としての人の反応をとらえて、異常な部分のみでなく、正常な部分や強みを見て、どのように生活を立て直していくのか、そのためにわれわれが何をどのように支援すれば、対象が回復していくための自然の力を強めることができるのかを考えていかなければなりません。

（2）情報をきちんと解釈し、どのような意味があるのかを探る

具体的には、データの正常と異常、情報の根拠、情報の確かさの程度、主観的情報と客観的情報が一致しているかなどを考えてみることです。以下に情報をとらえる視点を示します。

情報をとらえる視点
①クライエントの苦痛や気がかりなど、健康に関する一番の問題
②疾患による主観的・客観的な情報
③治療の内容と方針
④クライエントの心理的特徴
⑤クライエントの現在の療養生活
⑥クライエントの療養前の生活
⑦クライエントと家族の関係
⑧クライエントの社会的な役割についての心配
⑨クライエントのサポートシステム

「間接的フェーズ」は個人任せにすることが多いのですが、ここでの指導が、看護を考えるためのはじめの一歩です。**新人だけでなく、全メンバーが一緒に議論する**ことが効果的な指導となります。経験年数や知識のレベルが異なる者たちが議論することで、クライエントをとらえるさまざまな視点や情報の意味づけの深さを、後輩たちが学べるようにします。ポイントは、時間をかけないことです。短くてもいい、一言ずつでもいいので、チームの受け持つ患者をみんなで把握すること、それぞれに意見を言ってもらうことが大切です。

薄井は『科学的看護論』で、人間は生物体・生活体の統一であるとして、看護師はあくまでも対象の生活過程を整えるためにその人を知らなければならず、初学者は手当たり次第に情報を集める傾向にあるが、問題意識をもたずに情報を集めては情報の洪水の前で手をこまねいて「見れども見えず」となり患者の状態について的確な判断が下せないと述べ、そのうえで病態生理の理解についても、クライエントの病態生理についてただ説明できるのではなく、**看護をするためにそのことが人間にとってどういう意味をもつか**という本質的なレベルの認識まで高めてとらえる必要があるとしています[1]（下線は筆者による）。

統一体である人間（クライエント）の生活に疾患がどのように影響しているのか、どのように影響していくのか、という視点で常に情報収集できるように丁寧に指導していくべきです。また、指導者自身が日頃から、どのように情報収集すべきかを思考し、看護の視点を忘れないことが何より大切です。

2）「直接的フェーズ」での指導

　　「直接的フェーズ」とは、クライエントから直接、情報を収集して、最終的なアセスメントを行い、計画を決定するフェーズです。皆さんの日常は、チームで大まかな業務の確認を行ったら、あとは個々の担当が動き、リーダーは医師の指示受けに集中して、ケアや観察などはメンバー任せとなっていませんか？

>> よくある直接的な情報収集

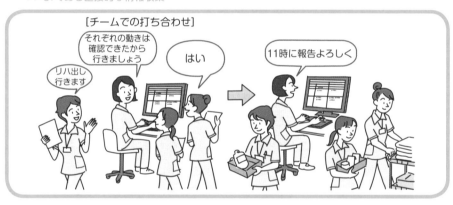

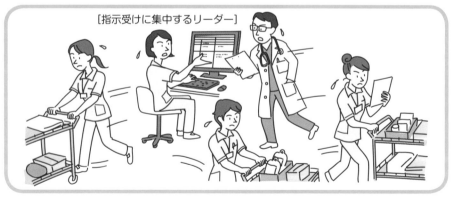

>>ナースの回診による情報収集

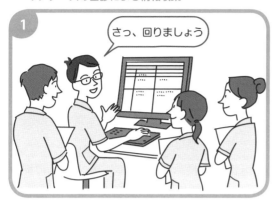

1 さっ、回りましょう

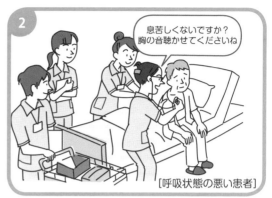

2 息苦しくないですか？
胸の音聴かせてくださいね

[呼吸状態の悪い患者]

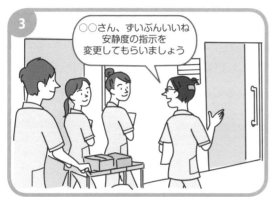

3 ○○さん、ずいぶんいいね
安静度の指示を
変更してもらいましょう

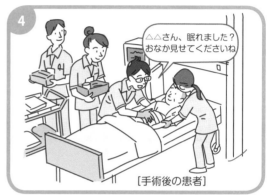

4 △△さん、眠れました？
おなか見せてくださいね

[手術後の患者]

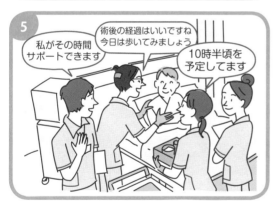

5 私がその時間
サポートできます
術後の経過はいいですね
今日は歩いてみましょう
10時半頃を
予定してます

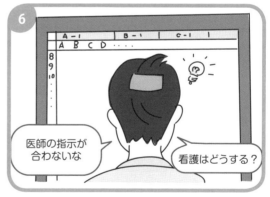

6 医師の指示が
合わないな
看護はどうする？

　理想は、チームで、チームが担当する患者の状態を共有することです。
ウォーキングカンファレンス、ナースの回診をぜひ取り入れてほしいです。
チームで回診して、「間接的フェーズ」で確認し合った中で重要な点を直接確
認しに行くのです。そして、「間接的フェーズ」でのアセスメントを修正し、
その日の看護計画を決定します。

　チームで患者のところに行き、患者と直接かかわって情報収集する方法（イ
ンタビューやフィジカルイグザミネーション）について、先輩が見本を示した

り、後輩の技術を確認したりします。また、クライエントの療養環境をどのようにとらえて環境整備していくかなども議論します。

　ナイチンゲールは、看護師の教育で重要なことは「観察」であると言っています。看護職者としての観察の技術を、先輩がベッドサイドで見本を示しながら指導していくことがOJTで一番大切なところです。

>> 医師の指示だけ押さえておけば…？

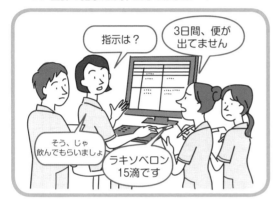

　左の場面はどうでしょうか。

　医師の指示を確認して、ただそれに従うのでは看護とはいえません。下の**イラスト**のように看護の視点で考えて判断し、看護独自のケアによる問題解決の方法を検討し、実践していく姿勢を後輩たちに見せたいものです。

>> 看護だからできること

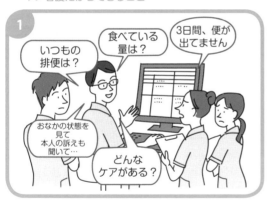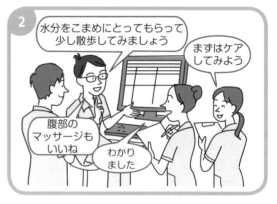

　ここで、ナイチンゲールの著書から心にとめておきたい言葉を紹介します。

　「看護師は医師の指示や権利に盲従するのではなく、訓練を通してその医学的指示を理解し忠実に実践することを学ばなければなりません。本当の意味で指示に忠実であるには、自律的で強い責任感がなければなりません。そして、それ自体が看護の真の信頼性を保証するのです」[2]

3）「行為の中のフェーズ」での指導

　「行為の中のフェーズ」とは、看護行為の中での迅速な看護過程の展開を意味します。

>> 迅速な看護過程の展開

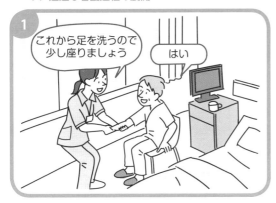
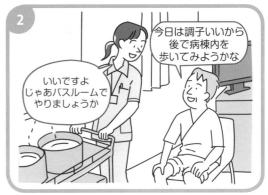
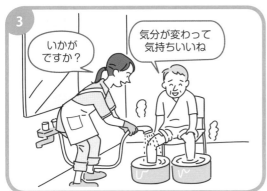
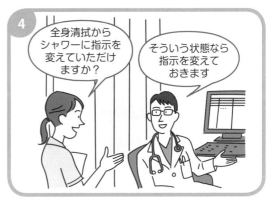

　この場面のように、ケアをしながら常にクライエントの状態を観察し、アセスメントし、行っているケアをクライエントのニーズや状態に合わせていくことです。そして、医師の指示がクライエントの状態に合っているのかを検討して、合っていなければ医師に情報提供し、クライエントの状態に合わせた指示に変更してもらい、クライエントの自然の回復力に沿ったかたちで生活ができるように整えていきます。これが、前述の「医師の指示に盲従」するのではない、**「自律的」な看護実践**だと思います。

　では、次の場面はどうでしょう。

>> アセスメントなきルーチン業務

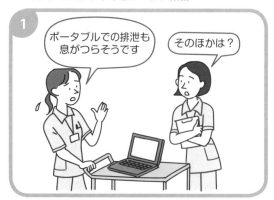

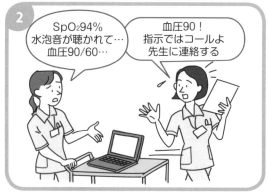

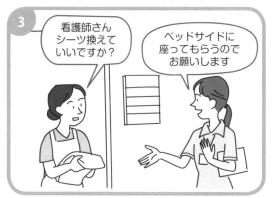

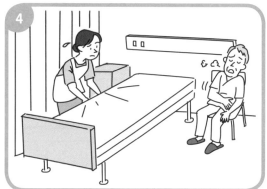

　イラストでは、報告を受けたリーダーは、医師の指示に引っかかる「血圧の値」のみに注目してしまい、患者の全体の状態や、それに対して看護職者としてどんなケアが必要かを思考していません。また、患者の状態が悪化しているのに、いつもの通り看護補助者にシーツ交換を委ねています。

　指導者やリーダーは、ただ報告を受けるのではなく、次のようなかかわりをすることが必要です。①報告されたことに基づいて、クライエントの状態をアセスメントする、②必要であれば直接観察に行く、③そのうえで、医師に依頼するのか、看護ケアを実践するのかを考える、④そして、後輩が行った看護行為を看護の視点で評価し、⑤計画の修正を考えてみることです。

　次に示すのがプロフェッショナルのケアです。

>> プロフェッショナルのケア

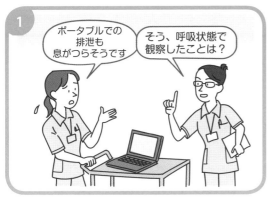

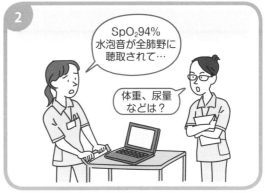

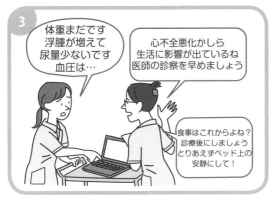

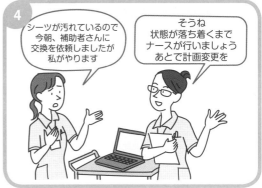

　現在、多くの医療機関では、多忙な看護師の負担を減らすために、看護補助者の協力を得てケアを行っています。しかし、クライエントの状態によっては、プロフェッショナルな看護師がケアを行わなければならないこともあります。先ほどの例のように、クライエントの状態をアセスメントしないまま、ルーチンだからといって看護補助者に対応をお願いすることのないようにしましょう。シーツ交換や検査のお迎えなどを看護補助者に依頼できる状態なのかどうか、看護師がきちんと患者の状態をアセスメントして判断することが大切です。

　先の例からは、ナイチンゲールの『NOTES ON NURSING』から次のような文章が思い出されます。

　「ほんものの看護師というものは、自分が受持つ患者のベッドは必ず自分の手でしつらえるもので、女中に任せたりはけっしてしない。管理の行き届いた病院の病棟では、いちばん症状の重い病人のベッドは病棟主任（つまり看護師長）が整えることになっているし、また病棟内でベッドづくりがいちばん上手なのは、もちろん看護師長と相場が決まっている。病人にとって睡眠がいかに

大切で、その睡眠の確保のためには良いベッドづくりがいかに必要かを考えるならば、自分の職務のいちばん肝要な部分を《他人の手》などに任せられるものではない」[3]

　次に示すのは、ベッドサイドでの指導の例です。

>>ベッドサイドでの指導

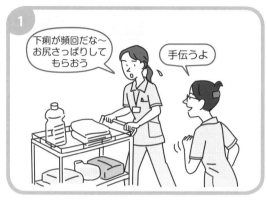

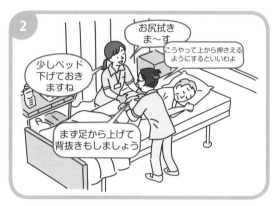

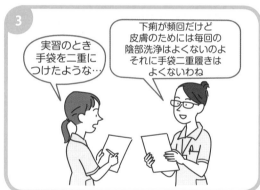

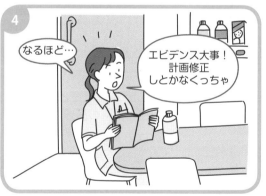

　このように、クライエントへの直接的なケアでは、できるだけみんなが協力し合う姿勢が大切です。それが、経験の浅い後輩に看護のモデルを見せたり、技術へのアドバイスをしたりという**ベッドサイドならではの指導**になるからです。

　さらに、フローを引き出す指導も考えてみてください。フローとは、心理学者のミハイ・チクセントミハイ氏の説です。人は、自分の能力では少し難しいような課題（でも頑張ればできる）に取り組むときに、時間を忘れて課題達成に没頭する状態になることです。没頭しているので集中力も高いですし、達成できたときには大きな達成感を得られます。ただし、没頭している間は周囲が見えなくなる危険があるという問題も生じます。

　学習者に対して「1回だけでも成功体験をさせたい」「一人でどうにかやり遂げて、自信につなげてもらいたい」と思うことは、どの指導者にも経験があるのではないでしょうか？　そのようなときに有効な方法です。

　次は、新人看護師が初めて患者に採血する場面での、フローを引き出す指導です。

>> フローを引き出す指導

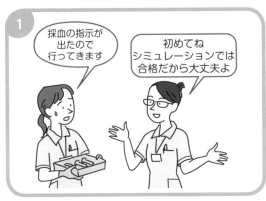
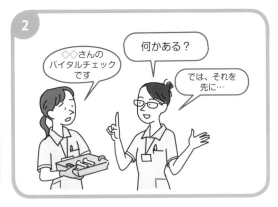
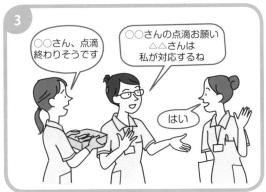
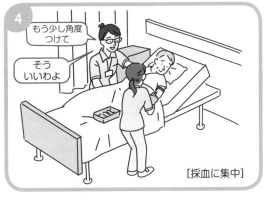

　成功させることを指導者が意識して、必要物品、患者の準備や採血の手順、患者の確認、行っている際の観察や声かけ、異常が起きた際の対応などについて確認します。そして、採血する患者以外の患者ケアについても確認して、新人看護師が採血に集中できるように処置やケアを調整します。このような調整をしながら、新人看護師の成長に合わせて少しずつ、複数の患者に対応できるスキルを現場で身につけさせるように指導していきます。

　最初から、あれもこれも処置やケアが重なったらどうするのか、という「多重課題」などというシミュレーショントレーニングをしている施設がありますが、「間接的フェーズ」「直接的フェーズ」での指導をしっかり行い、現場で

日々、重なり合う処置やケアの調整を新人看護師のレディネスに合わせて行うようにしなければ、全く現場に活かせないシミュレーショントレーニングになってしまいます。

どう動くかではなく、どのように対象をとらえるか、対象のニーズに合うように処置やケアをどのように提供するのかについて、看護職者として考えて行動するように教えることが重要です。

4）「行為後のフェーズ」での指導

一日の終わりには、チームできちんとまとめをしましょう。

何がクライエントにとってよかったのか、よくなかったのか、引き継ぐ看護の問題はないかなど、身体的な患者の状態のみでなく生活過程がどうであったのかという看護の視点で、一日の看護業務を評価しましょう。

次の場面はどうでしょうか？

>> 個人プレーの寄せ集め

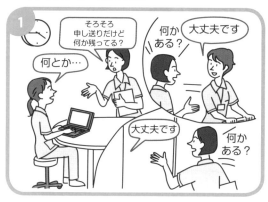
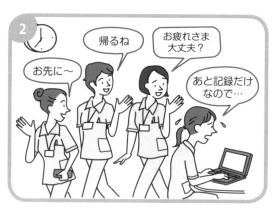

これでは個人プレーになってしまっています。リーダーや先輩が後輩に声をかけているようですが、本当の協力体制ではありません。先輩に「何かある？」と聞かれても、後輩はなかなか自分の仕事を先輩にお願いすることは難しいかもしれません。これで、個々に仕事を終えて解散してしまうと、その日のチームの目標がどうなったのか、評価できずに終わってしまいます。

>> チームの目標を評価する

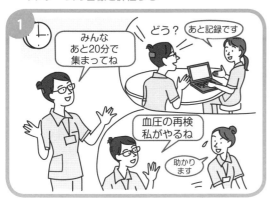
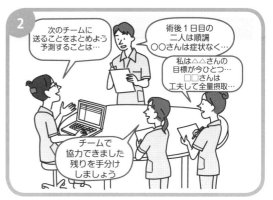

　ここでは、午後、メンバーたちがクライエントの処置やケアをひと通り終えた頃に時間を調節して集まっています。もちろん、集まれるように協力し合うような指示も出しているでしょう。

　時間は短くてよいと思います。10分でも5分でも、朝のミーティングで議論した問題が解決に向かったのか、向かわなかったのか、それはどうしてなのか、次の勤務帯に強調して申し送らなければならないことは何かについて、簡単なまとめをすべきです。このチームが本日一日「看護」をしたのかという評価です。

　ナイチンゲールの言葉です。

　「看護師はまた、疾病自体が患者に与えた影響を調べるだけでなく、**看護に問題や落ち度がなかったか、なんらかの悪影響を与えなかったかをいつも確認し続けなければならないということを、絶対にどんなことがあっても忘れてはいけません**」[4]（下線は筆者による）

>> 急変が起きたときには…

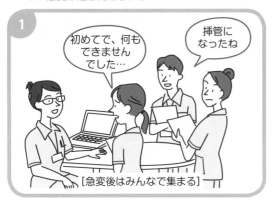

[急変後はみんなで集まる]

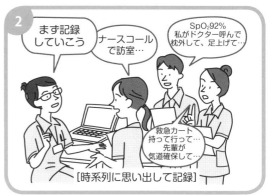

[時系列に思い出して記録]

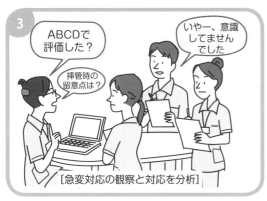

[急変対応の観察と対応を分析]

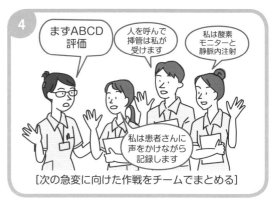

[次の急変に向けた作戦をチームでまとめる]

　これは、急変が起きた日の評価です。このような日にはテーマを決めて、その日のチームワークを評価するとよいでしょう。具体的には、「急変の予測はできていたか」「急変前後で必要な観察ができていたか」「チーム連携は図れたか」「それぞれの役割」などです。先輩が、疾患や薬剤の5分間レクチャーをするのもいいでしょう。

　私の若い頃はよく、急変後の興奮した中で、先輩たちと「チームメンバーの連携の取り方」「急変に早期に気づくための観察のスキル」「アセスメントができていたか」などの話し合いをしたり、「心電図を素早く取るコツ」を教えてもらったり、「冠動脈の狭窄と心電図変化」などの数分間の立ち話的なレクチャーがあったりしました。全部を教わらなくても、参考書を示してもらったり、貸してもらったりして、続きは自宅で勉強したものです。

　また、私の新人時代は、患者のために先輩たちが日頃から勉強していましたので、勉強することはごくごく当たり前のこととして育ちました。もし、今時の若い人は勉強しないな〜と嘆かれるのでしたら、皆さん自身が学ぶ姿を

しっかりと後輩たちに見せるところから始められるといいと思います。

　最近の若い人は、勉強していないように見えても、私たちとは異なったかたちや方法で学んでいる可能性があることも、ぜひ知っておいてください。昔のように、疾患について調べてわかりやすく手書きのマイノートを作る世代ではありません。勉強した結果を紙面でまとめることを要求するのも古い話です。

　何のためにノートやメモ、それも手書きを求めるのかといえば、「自分の力と時間を使って書き上げたのだから、きっと勉強したのだろう」と指導者側が納得したいから、ということはないですか？　ノートに文字が書かれていれば、研修の「記録」にはなるかもしれませんが、彼らの「記憶」に残り、現場で応用できなければ役に立ちません。ノートにぎっしり書いてきた新人がよく勉強しているとは限らない、という発想に変えるべきです。

　今は、ちょっと検索すればすぐに答えが見つけられる社会です。指導する側は、「覚えておく必要があるもの」と「その場で調べて、応用できればよいもの」とに、知識をしっかりと分けておくことです。

　そして、どのような方法で学んだかにこだわるのではなく、どのような知識を学び、今日のケアに活かしたのかを評価していくほうに力を入れてください。こと細かに勉強した証拠を求める必要もないし、詳細に教え込むこともない。**学ぶべき知識のインデックスを現場でつけてあげて、あとは現場でフィードバックや評価を積み重ねれば、後輩は必ず育っていきます。**

＊

　さて、ここまで「実践型看護過程」に基づいた指導例を説明してきました。この章の最後に、およそ130年前の70代のナイチンゲールが看護師の未来に託した希望の声を紹介します。皆さんに託された先人の思いを受け止めて、これからの現場での指導に当たっていただきたいと思います。

　「将来においては、（その将来を、私はもう年を取りすぎていて見ることはできませんが）より良き道が開かれていますように！　将来においては、（理論的で組織化された）方法が学ばれ実践されていますように。その方法によって、乳児一人ひとりが、人間一人ひとりが健康を保つ最善の機会に恵まれますように！　病人一人ひとりが病気から回復する最善の機会に恵まれますように！　（中略）貧しい病人が訪問看護師のケアを受ける機会を得られますように！　また、地域で暮らす母親一人ひとりが『家庭の健康を保つ良い看護師』となれますように！」[5]

引用文献

1）薄井坦子：科学的看護論．第 3 版（新装版）．日本看護協会出版会；2014．p.99-101.

2）フローレンス・ナイチンゲール著，早野 ZITO 真佐子訳：ナイチンゲールと「三重の関心」―病をいやす看護，健康をまもる看護．日本看護協会出版会；2020．p.89.

3）F. ナイチンゲール著，薄井坦子・小玉香津子訳者代表：看護覚え書―看護であること看護でないこと．改訂第 7 版．現代社；2017．p.142.

4）前掲 2）．p.37.

5）前掲 2）．p.46-47.

臨地で簡潔に指導する方法
「5 マイクロスキル」

　医師の指導方法の中に、ベッドサイドで効果的に学習者の考えを引き出しフィードバックする枠組みとして「1分間指導法：5マイクロスキル」があります[1]。これは、次の5つのスキルを使って指導していきます。

【マイクロスキル1：考えを述べさせる】

　「患者さんの情報で大切なことは何だと思いますか？」など、学習者の考えていることを述べてもらいます。

【マイクロスキル2：考えたことについての根拠を述べさせる】

　「どうしてそう考えたのですか？」

　ここまでは学習者の考えや行動を受け止める部分です。これ以降が指導的な介入です。

【マイクロスキル3：一般論を説明する】

　マイクロスキル1と2で、学習者の知識で不足していること、患者をケアするうえで再度知識を確認しておいたほうがよいようなことを、短い時間で説明したり、資料で確認したりします。たとえば、「血糖値の低下傾向が問題だと考えた場合、血糖値が下がってくると出現する症状を観察することも大切ですが、その症状が出現するメカニズム、つまり低血糖に対して交感神経がどのように働いてホメオスタシスを保とうとしているのか、そこが破たんした場合どのような状態が予測できるかについても学んでおきましょう。資料を見てみましょうか……」などのように、知識を実践に応用することを説明します。

【マイクロスキル4：できたことをほめる】

　「血糖値に注目したのはよかったですよ」などと、ここでは具体的に言語化してほめます。

【マイクロスキル5：誤りを正す】

　ここでは、指導者が一方的に誤りを指摘するというよりは、「気づき」を与えます。たとえば、「もう一度電子カルテを見てみましょうか、他に注目すべき点がある？　食事量はどう？」というかかわりで、「インシュリンの量が増加しているのにもかかわらず、食事量が少ない」などと気づかせるのです。

引用文献

1）Neher JO, et al.：A five step"microskills"model of clinical teaching. J Am Board Fam
　　Pract, 1992；5（4）：419-424.

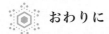 **おわりに**

　本書は 2017 年、私が看護学科に籍をおいた最初の年に書いた『新人・学生の思考力を伸ばす指導』（日本看護協会出版会）の続編的な書籍です。今回は、私が看護学科で担当している「看護学概論」「看護理論」の授業内容の中から、実践家として活躍されている皆さんに伝えたいことを選びながら執筆を進めてきました。この書籍が、皆さんとともに「看護とは何か」を考えるよき"お供"となることを願って書き上げました。

　書き終えた今、書くことは表現することであり、そのためには、読むことや日常生活での何気ない体験に意味を見出し、自分なりの解釈を加えて自分自身の中に物語として落とし込んでいくこと、スクラップのようにため込んでいくことが「書くこと」につながるのだと感じています。

　執筆にあたり、授業のために読んだ多くの理論家の著書を読み返しました。そして、多くの先人たちの看護観に触れて、「看護」の素晴らしさに感動したり、看護職者の役割の重さを痛感したりしました。

　そうして私の心の琴線に触れた理論家の著作のくだりを、原稿にちりばめてみました。私の思いを皆さんに伝えるために、先人たちの言葉の力を借りたように思います。これらの作業では、原稿のどこに先人たちの言葉を入れるか、どの言葉やくだりを選ぶのかで難渋させされましたが、ナイチンゲールをはじめとする海外の看護の先人、薄井坦子先生や小玉香津子先生など日本の先生方の言葉が、執筆の伴走役を務めてくれたことに感謝しています。

　皆さんも、本書で紹介した先人の言葉で、心に触れるものがあれば、ぜひ、彼らの書籍を手にとって読んでいただきたいです。きっと、皆さんの「看護」を輝かせるものが見つかるでしょう。そして、「看護」に携わっていることを誇りに思えるでしょう。本書で一番伝えたかったことも同じです。付け加えるならば、日々の実践が古いものであれば、よりよいものに変えていってほしいという願いです。

コロナ禍の中、果敢に看護を実践されてきた皆さんが感じている「看護の力」を、誇りをもって後輩に伝えながら、「真のプロフェッショナルと呼ばれる看護職者」に育てていただきたいと願っています。

　私は、長年、シミュレーション教育の指導にあたってきました。「指導方法」という方法論が真に活かされるためには、何を伝えたいかという芯を強くもって、ぶれないことが大切だと考えています。「看護」という芯を強靱にするには、日々、看護業務を通してトレーニングすることです。

　私はバレエを習っていますが、何をするにも筋肉が必要なので、バーレッスンもセンターレッスンも筋肉を意識しなければなりません。バレエに必要な筋肉をくまなく目覚めさせて鍛えることの連続が、美しく舞うための体と心の軸をつくるのだと感じています。そうでないと、きっと、成長にはつながらないのでしょう。

　看護でもバレエでも、成長につなげるためには、どこを鍛えるのか、何のために鍛えるのかを指導者が意識的に学習者に伝えることが大切です。人は誰でも、どんな分野でも、自分の小さな成長はうれしいものです。その、ちょっとした「うれしい」を学習者に感じてもらえるように、時に厳しく指導することも必要なのではないか——そんなことを、バレエのレッスンをしながら、また、少しうまくできたときに考えています。

　仕事を離れて素の自分になれる、違う視点から世界を見て、自分の出来に一喜一憂しながら、"教えられる者"でいられる時間は貴重です。だから、私はバレエがやめられません。

　最後に再び、ナイチンゲールの著作のくだりに助けてもらいましょう。彼女が70代のときに書いたものです。およそ130年が経ちますが、新鮮に心に響いてきませんか？　今こそ、原点に戻って「看護」の力を伝えていきたいものです。

「『どんなシステムでも、進歩のないものは長続きした試しがない』のです。私たちは、未来に向かって歩いて行こうとしているでしょうか？　過去を向いていないでしょうか？　私たちは前進しているでしょうか？　型にはまっていないでしょうか？　私たちは、看護というものがまだ未開の文明の閾をようやく超えたかどうかという地点にいることを覚えておかなければなりません。まだまだやらねばならないことは沢山あります。決して凡庸な型にはまってはならないのです」[1]

　本書を執筆するにあたり、私を支えてくれた、愛する家族と冷水育先生、伊藤綾子先生、杉原ひとみ先生に感謝します。また、仕事も看護もすべてを忘れて没頭することで、書き続ける力を与えてくれたバレエの師である佳樹先生と一樹先生、バレエの仲間たちに、そして、日本看護協会出版会の皆さんとイラストレーターの関根庸子さんに心から感謝します。

　ここに筆をおき、学生の元へ、バレエの仲間の元へ足を運び、さらなる英気を養いたいと思います。皆さん、読んでいただきありがとうございました。

2021 年 7 月　阿部幸恵

❀文献
1）フローレンス・ナイチンゲール著，早野 ZITO 真佐子訳：ナイチンゲールと「三重の関心」―病をいやす看護，健康をまもる看護．日本看護協会出版会；2020．p.38-39.

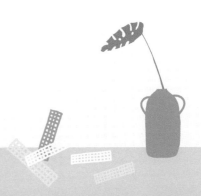

索 引

著者略歴

阿部幸恵

東京医科大学医学部看護学科／大学病院シミュレーションセンター 教授

防衛医科大学高等看護学院卒業。循環器、救命救急、高齢者施設、保育園で臨床を経験。1997 年からの 9 年間は大学および大学院に在籍し、小学校教員免許、児童学博士号を取得。2006 年以降、全医療者・医療系学生対象のシミュレーション教育に携わる。2011 年琉球大学医学部附属病院地域医療教育開発講座准教授、2012 年同講座教授およびおきなわクリニカルシミュレーションセンター副センター長、2014 年東京医科大学病院シミュレーションセンターセンター長を経て、2017 年より現職。

臨床実践と看護理論をつなぐ指導
現場で使える「実践型看護過程」のススメ

2021 年 8 月 1 日　第 1 版第 1 刷発行　　　　　　　　　　　〈検印省略〉
2023 年 7 月 10 日　第 1 版第 3 刷発行

著　　者 ▪ 阿部幸恵
発　　行 ▪ 株式会社 日本看護協会出版会
　　　　　〒150-0001 東京都渋谷区神宮前 5-8-2　日本看護協会ビル 4 階
　　　　　〈注文・問合せ／書店窓口〉TEL / 0436-23-3271　FAX / 0436-23-3272
　　　　　〈編集〉TEL / 03 5319-7171
　　　　　https://www.jnapc.co.jp
装丁・デザイン ▪ paper stone
イラスト ▪ 関根庸子
印　　刷 ▪ 三報社印刷株式会社

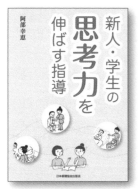
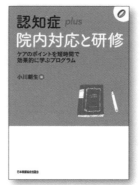
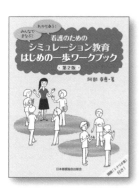
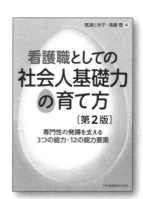
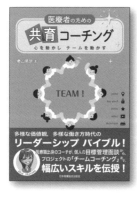
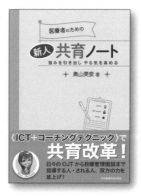

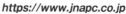